উচ্চ রক্ত চাপ

সঠিক ধারণাই একমাত্র সমাধান

ডাঃ তুষার কান্তি অগস্তি

EditionNEXT
editionNEXT, Kolkata, India
www.editionnext.com

"**Uccha Rakta Chap**" :: An Article on High Blood Pressure or Hypertension by Dr. Tusar Kanti Agasti

International(USA) Edition

Cover: Uday Bhattacharyya

First Edition: August 2025

Publisher: Mousumi Bhattacharyya
FD 16/1, Baguiati, Kolkata- 59
Website: editionNEXT.com
Facebook: facebook.com/editionnext
Twitter: twitter.com/editionnext
eMail: Link "Contact Us" in editionNEXT.com

উৎসর্গ

বাবা এবং মায়ের স্মৃতির উদ্দেশ্যে

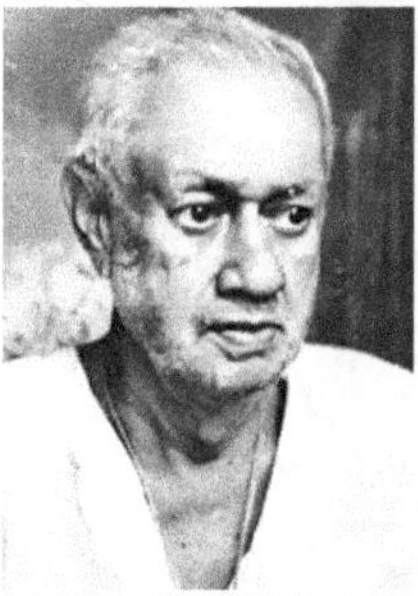

শ্রী অনিল কুমার অগস্তি

নয়ন সম্মুখে তুমি নাই,
নয়নের মাঝখানে নিয়েছ যে
ঠাঁই,
আজি তাই, শ্যামলে শ্যামল
তুমি,
নীলিমায় নীল।

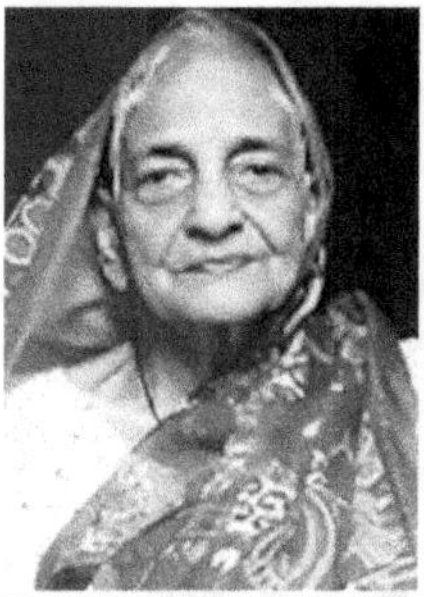

শ্রীমতি ঊষা রানী অগস্তি

আমারে তুমি অশেষ করেছ,
এমনি লীলা তব,
ফুরায়ে ফেলে আবার ভরেছ,
জীবন নব নব।

প্রস্তাবনা

আমরা প্রত্যেকেই ছোটবেলা থেকে বিভিন্ন রকমের রোগের সম্মুখীন হয়ে থাকি। ফলে, এই রোগগুলো সম্পর্কে জানার আগ্রহ আমাদের সবার মধ্যেই কমবেশি থাকে। কিন্তু দুর্ভাগ্যের বিষয়, তীব্র আগ্রহ থাকা সত্ত্বেও আমাদের অনেকেই এই রোগগুলো সম্পর্কে সঠিকভাবে জানতে পারি না। তার প্রধান কারণ হলো, আমাদের মাতৃভাষা বাংলায় এই রোগগুলো নিয়ে বিস্তারিত ও সহজবোধ্য কোনো বই বা লেখা খুবই কম। পাঠ্যপুস্তক, বিভিন্ন ম্যাগাজিন, পত্র-পত্রিকা বা সংবাদপত্রে রোগ নিয়ে কিছু খণ্ডিত আলোচনা থাকে। কিন্তু এই খণ্ডিত তথ্য পড়ে একটি রোগের সম্পূর্ণ বিষয়—এর শুরু থেকে শেষ পর্যন্ত—সাধারণ (অ-চিকিৎসক) মানুষের পক্ষে বোঝা সম্ভব হয় না।

ফলে, কোনো রোগ সম্পর্কে সঠিক ধারণা পেতে গেলে আমাদের চিকিৎসাবিজ্ঞানের বই পড়তে হয়। কিন্তু এখানেও বেশ কিছু সমস্যা দেখা দেয়। প্রথমত, এই চিকিৎসাবিজ্ঞানের বইগুলো সাধারণত ইংরেজিতে লেখা হয়। দ্বিতীয়ত, এই বইগুলোতে রোগ নিয়ে আণবিক এবং কোষীয় স্তরে (molecular and cellular level) যে জটিল আলোচনা থাকে, তা সাধারণ অ-চিকিৎসক মানুষের কাছে দুর্বোধ্য। তৃতীয়ত, এই বইগুলোতে রোগের বিষয়গুলো খণ্ডিতভাবে বর্ণিত হয়। উদাহরণস্বরূপ, এমবিবিএস কোর্সের প্রথম ও দ্বিতীয় বর্ষে পড়ানো ফিজিওলজি (physiology), অ্যানাটমি (anatomy), এবং বায়োকেমিস্ট্রি (biochemistry) বইগুলোতে একজন সুস্থ মানুষের শরীরের গঠন (অ্যানাটমি), বিভিন্ন সিস্টেম যেমন—পাচনতন্ত্র, স্নায়ুতন্ত্র, হৃদযন্ত্র (cardiovascular system) ইত্যাদি কীভাবে স্বাভাবিকভাবে কাজ করে (physiology), এবং প্রতিটি সিস্টেমের কোষগুলো কীভাবে কাজ করে (biochemistry) তা পড়ানো হয়।

এরপর, তৃতীয় বর্ষে প্যাথোলজি (pathology) বিষয়ে পড়ানো হয়, যেখানে শরীর কোনো রোগে আক্রান্ত হলে বিভিন্ন সিস্টেম কীভাবে বিকৃত হয়, কীভাবে ভুলভাবে কাজ করে (malfunction), এবং সেই সিস্টেমের কোষগুলোর কী পরিণতি হয়, তা আলোচিত হয়। এরপর আসে

ফার্মাকোলজি (pharmacology), যেখানে ওষুধের রাসায়নিক গঠন (chemical structure), কার্যপ্রণালী (mechanism of action), শরীরে ওষুধের প্রবেশ ও বেরিয়ে যাওয়ার প্রক্রিয়া, পার্শ্বপ্রতিক্রিয়া ইত্যাদি বিস্তারিতভাবে আলোচিত হয়।

এমবিবিএস কোর্সের শেষ বর্ষে মেডিসিন (medicine), সার্জারি (surgery), গাইনোকলজি (gynaecology), নাক-কান-গলা (ENT), চক্ষুবিদ্যা (ophthalmology) ইত্যাদি বিষয় পড়ানো হয়। মেডিসিনে প্রতিটি রোগের লক্ষণ (signs and symptoms), নির্ণয় পদ্ধতি (diagnosis), এবং চিকিৎসা নিয়ে আলোচনা হয়। সার্জারিতে কোন কোন রোগের জন্য অস্ত্রোপচার প্রয়োজন, এবং অস্ত্রোপচারের ধাপগুলো নিয়ে আলোচনা হয়।

অতএব, অ্যানাটমি, ফিজিওলজি, বায়োকেমিস্ট্রি, ফার্মাকোলজি, প্যাথোলজি, মাইক্রোবায়োলজি, মেডিসিন, সার্জারি, গাইনোকলজি, ইএনটি, চক্ষুবিদ্যা ইত্যাদি বিষয়ের এত বিশাল ও জটিল বই পড়ে একজন সাধারণ অ-চিকিৎসক ব্যক্তির পক্ষে কোনো রোগ সম্পর্কে সঠিক ধারণা করা একেবারেই অসম্ভব। সুস্বাস্থ্যের উপর লেখা বিভিন্ন পত্র-পত্রিকা পড়েও একজন সাধারণ মানুষের পক্ষে রোগ সম্পর্কে যে ধারণা হয়, তা অনেকটা অন্ধ ব্যক্তির হাতির গায়ে হাত বুলিয়ে হাতি দেখার মতো। একজন অন্ধ ব্যক্তি হাতির পায়ে হাত বুলিয়ে বলেছিলেন, হাতি দেখতে গোলাকার স্তম্ভের মতো; আরেকজন হাতির কানে হাত দিয়ে বলেছিলেন, হাতি দেখতে কুলোর মতো।

তাই আমার মাতৃভাষা বাংলায় এই বই লেখার উদ্দেশ্য হলো, কোনো একটি রোগের সম্পূর্ণ বিষয়—অর্থাৎ তার অ্যানাটমি, ফিজিওলজি, বায়োকেমিস্ট্রি, ফার্মাকোলজি, প্যাথোলজি, নির্ণয় এবং চিকিৎসা—খুব সহজ ভাষায় সাধারণ অ-চিকিৎসক মানুষের সামনে তুলে ধরা। আমি জানি, এই লেখার মধ্যেও কিছু সীমাবদ্ধতা রয়েছে। উদাহরণস্বরূপ, যারা বিজ্ঞান নিয়ে দ্বাদশ শ্রেণি পাস করেননি, তাদের এই লেখা বুঝতে কিছুটা অসুবিধা হতে পারে। যারা জীববিজ্ঞান বা রসায়ন নিয়ে স্নাতক সম্পন্ন করেছেন, তাদের কাছে এই লেখা অবশ্যই বোধগম্য হবে। তবে, কলা বিভাগের (arts) ছাত্রছাত্রীদের কাছে এই বই কিছুটা জটিল মনে হতে পারে, কারণ রোগ

নিয়ে গভীর আলোচনা করতে গেলে তা বৈজ্ঞানিক এবং গাণিতিক হয়ে পড়ে। এজন্য আমি তাদের কাছে ক্ষমা প্রার্থনা করছি।

আমার পাঠকদের কাছে আমার একটিমাত্র অনুরোধ—এই বই পড়ে যদি কারও বুঝতে সামান্যতম অসুবিধা হয়, তাহলে তারা যেন নির্দ্বিধায় আমার সঙ্গে ফোনে যোগাযোগ করেন (নীচে মোবাইল নম্বর দেওয়া আছে)। এছাড়া, এই লেখাটিকে আরও গ্রহণযোগ্য করার জন্য পাঠকদের কাছে আমার অনুরোধ, যদি তাদের কোনো পরামর্শ থাকে, তাহলে তা ই-মেইল বা ফোনে আমাকে জানান।

যারা এই বই কিনছেন এবং পড়ছেন, তাদের প্রতি আমি কৃতজ্ঞ। তাদের এই বই কেনা ও পড়া আমার কাছে বড় অনুপ্রেরণা। তারা যদি এই ধরনের বই কিনতে ও পড়তে থাকেন, তাহলে আমারও বিভিন্ন সাধারণ রোগ নিয়ে নতুন নতুন বই লেখার ইচ্ছা জাগবে।

ডাঃ তুষার কান্তি অগস্তি
মোবাইল: 7076532420 / 9433011094
ই-মেইল: agastitusar@gmail.com

প্রথম পর্ব

হাই-পার-টেনশান বা উচ্চ রক্ত চাপ

হাই-পার-টেনশান কথাটার অর্থ হলো, হাই-ব্লাড প্রেসার বা উচ্চ রক্ত চাপ। হাইপারটেনশানের বা হাই ব্লাড প্রেসারের পুরো আলোচনার আগে, আমাদের বুঝতে হবে, ব্লাড প্রেসার বা রক্ত চাপ জিনিসটা কি। সেইজন্য, এই পুরো হাইপারটেনশান বা হাই ব্লাড প্রেসারের অধ্যায়টাকে, প্রধানত তিনটে ভাগে ভাগ করা হয়েছে। প্রথম ভাগে অথবা প্রথম পর্বে, আমরা আলোচনা করবো, ফিজিওলজি অফ ব্লাড প্রেসার (physiology of blood pressure), অর্থাৎ রক্ত চাপ জিনিসটা কি। দ্বিতীয় ভাগে অথবা দ্বিতীয় পর্বে, আমরা আলোচনা করবো i) হাইপারটেনশান বা উচ্চ রক্ত চাপ কি, ii) এই উচ্চ রক্ত চাপ কেন হয়, অর্থাৎ স্বাভাবিকের থেকে কোন কোন ব্যাক্তির রক্তের চাপ, কেন অনেক বেশী হয়ে যায়, এবং ii) এই উচ্চ রক্ত চাপের জন্য কি কি কমপ্লিকেশান (জটিলতা) দেখা দিতে পারে, ইত্যাদি। অবশেষে, তৃতীয় ভাগে বা তৃতীয় পর্বে আমরা আলোচনা করবো, এই হাইপারটেনশানের চিকিৎসা সম্বন্ধে।

এই “রক্ত চাপ" কথাটার আক্ষরিক অর্থ হলো রক্তের চাপ বা pressure of blood. কোন নল বা পাইপের মধ্য দিয়ে, যখন জল প্রবাহিত হতে থাকে, তখন ঐ জল যেমন পাইপের দেওয়ালের উপর একটা চাপ প্রয়োগ করে, ঠিক তেমনি, রক্ত যখন আর্টারী বা ভেনের মধ্য দিয়ে প্রবাহিত হতে থাকে, তখন ঐ রক্ত আর্টারী বা ভেনের দেওয়ালের উপর, একটা চাপ প্রয়োগ করে, এবং এই চাপ কে তখন বলা হয় রক্তের চাপ (রক্ত চাপ) বা

ব্লাড প্রেসার। ফলে, ব্লাড প্রেসারের সংজ্ঞা হলো: It is a lateral pressure, exerted by the flowing blood, on the wall of blood vessels. ছবি- 1

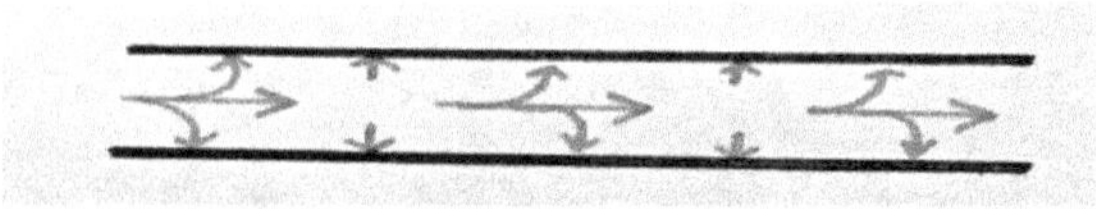

ছবি – 1 যখন কোন রক্ত নালীর মধ্য দিয়ে রক্ত প্রবাহিত হয়, তখন ঐ রক্ত, ঐ রক্ত নালীর দেওয়ালের উপর একটা চাপ বা প্রেসার প্রয়োগ করে। এখন, রক্তনালীর দেওয়ালের উপর, প্রবাহিত হয়ে যাওয়া রক্তের, এই চাপ বা প্রেসারকে বলা হয় ব্লাড প্রেসার। রক্তনালী যখন একটা আরটারী হয়, তখন ঐ ব্লাড প্রেসারকে বলা হয় আরটারীয়াল ব্লাড প্রেসার। অন্যদিকে, যখন এই রক্তনালী একটা ভেন হয়, তখন ঐ ব্লাড প্রেসারকে বলা হয় ভেনাস ব্লাড প্রেসার। আমরা যখন শুধু ব্লাড প্রেসারের কথা বলি, তখন এই আরটারীয়াল ব্লাড প্রেসারকেই বোঝানো হয়। আমরা, আমাদের এই হাইপারটেনশানের বইতে, শুধু আরটারীয়াল ব্লাড প্রেসার নিয়েই আলোচনা করবো।

অতএব, এতক্ষন যতটা আলোচনা হলো, সেখান থেকে আমরা বলতে পারি যে, এই রক্ত চাপ দুই প্রকারের হয়। আর্টারীয়াল ব্লাড প্রেসার (arterial blood pressure), মানে আর্টারীর মধ্যেকার ব্লাডের প্রেসার, এবং ii) ভেনাস ব্লাড প্রেসার (venous blood pressure), মানে ভেনের মধ্যেকার ব্লাডের প্রেসার। আর্টারীর (বা ধমনীর) মধ্যদিয়ে যখন রক্ত প্রবাহিত হয়, এবং তখন ঐ প্রবাহিত রক্ত, আর্টারীর দেওয়ালের উপর যে চাপ দেয়, তাকে বলা হয় আর্টারীয়াল ব্লাড প্রেসার (arterial blood pressure)। অন্যদিকে, ভেনের মধ্যদিয়ে যখন রক্ত প্রবাহিত হয়, এবং তখন ঐ প্রবাহিত রক্ত, ভেনের দেওয়ালের উপর যে চাপ সৃষ্টি করে, তাকে বলা হয় ভেনাস ব্লাড প্রেসার (venous blood pressure)। কিন্তু, এই হাইপারটেনশান বা উচ্চ রক্ত চাপ মানে, আর্টারীয়াল ব্লাড প্রেসার যখন স্বাভাবিকের থেকে বেশী হয়ে যায়, তখন তাকে বোঝায়। কিন্তু, ভেনাস ব্লাড প্রেসার যদি স্বাভাবিকের থেকে বেশী হয়ে যায়, তখন তাকে আমরা

হাইপার- টেনশান বলবো না। অতএব, এই পুরো অধ্যায়ে, হাইপারটেনশান বা উচ্চ রক্ত চাপ মানে স্বাভাবিকের থেকে বেশী হয়ে যাওয়া আর্টারীয়াল ব্লাড প্রেসারকেই বোঝানো হবে, এবং এই পুরো অধ্যায়ে আমরা এই আর্টারীয়াল ব্লাড প্রেসার নিয়েই আলোচনা করবো।

হাইপারটানশান বা হাই-ব্লাড প্রেসারের আলোচনার আগে, প্রথমে আমরা নরম্যাল বা স্বাভাবিক ব্লাড প্রেসার নিয়ে একটু আলোচনা করে নেবো। আমরা জানি, যে কোন ব্লাড প্রেসারের দুটো অংশ বা কম্পোনেন্টস থাকে, এবং এই দুটো কম্পোনেন্টস হলো – i) সিস্টোলিক ব্লাড প্রেসার, ও ii) ডায়াস্টোলিক ব্লাড প্রেসার। এবার প্রশ্ন হলো, এই সিস্টোলিক ব্লাড প্রেসার জিনিসটা কি, এবং এই ডায়াস্টোলিক ব্লাড প্রেসার জিনিসটাই বা কি। এখন আমরা ঠান্ডা মাথায় এক এক করে বোঝার চেষ্টা করবো।

যখন কোন জলের পাম্প চলতে থাকে, এবং সেই পাম্পের মুখে লাগানো, পাইপের মধ্যদিয়ে জল প্রবাহিত হতে থাকে, তখন সেই পাইপের মধ্যদিয়ে জলের প্রবাহটা কিন্তু সবসময় (continuously) একটা নির্দিষ্ট প্রেসারে হয়, অর্থাৎ পাইপের দেওয়ালে, সবসময়ের জন্য, জলের একটা নির্দিষ্ট প্রেসার থাকে, সময়ে সময়ে কম বা বেশী হয় না। কারন, পাম্প থেকে যখন পাইপের মধ্য দিয়ে জলটা flow করতে থাকে, তখন কিন্তু ঐ flow টা একটা continuous flow হতে থাকে। কিন্তু, আর্টারীর মধ্যদিয়ে যখন রক্ত প্রবাহিত হতে থাকে, তখন কিন্তু ঐ রক্ত প্রবাহ, পাইপের মধ্যদিয়ে জলের প্রবাহের মতন সবসময় (continuously) একটা নির্দিষ্ট প্রেসারে হয় না, অর্থাৎ রক্ত নালীর দেওয়ালে সবসময়ের জন্য, রক্তের একটা নির্দিষ্ট প্রেসার থাকে না, ক্রমাগত কম বা বেশী হতে থাকে। তার কারণ নীচে ব্যাখ্যা করা হোল।

এখানে, আর্টারীর মধ্যদিয়ে রক্ত দমকে দমকে প্রবাহিত হয়, এবং একে বলা হয় পালসেটাইল ব্লাড ফ্লো (pulsatile blood flow)। কারন, যখন লেফট ভেনট্রিকল সংকোচন করে, তখনই শুধু রক্ত লেফট ভেনট্রিকল থেকে অ্যাওরটাতে (aorta তে), অর্থাৎ লেকট ভেনট্রিকল থেকে বেরিয়ে আসা প্রধান বা প্রথম আর্টারিতে প্রেরিত হয়, এবং পরের মুহূর্তে লেফট ভেনট্রিকল যখন আবার শিথিল বা প্রসারিত হয়, তখন আর রক্ত লেফট

ভেনট্রিকল থেকে অ্যাওরটাতে প্রেরিত হয় না। ফলে, জলের পাম্পের মতন, লেফট ভেনট্রিকল থেকে অ্যাওরটাতে রক্ত কনটিনিউয়াসলি (continuously) প্রবাহিত হয় না। একবার প্রবাহিত হয়, আবার পরের মুহূর্তে প্রবাহিত হয় না। এখন, লেফট ভেনট্রিকলের এই সংকোচন বা কনট্রাকশান কে বলা হয় সিস্টোল (systole), এবং লেফট ভেনট্রিকলের এই শিথিল বা প্রসারন হওয়া কে বলা হয় ডায়াস্টোল (diastole)। ফলে, লেফট ভেনট্রিকলের সিস্টোলের সময়, যখন রক্ত লেফট ভেনট্রিকল থেকে অ্যাওরটাতে প্রবেশ করে, এবং ঠিক সেই সময় অ্যাওরটাতে যে সর্বচ্চো প্রেসার হয়, তখন তাকে বলা হয় সিস্টোলিক ব্লাড প্রেসার (systolic blood pressure)। অপর দিকে, লেফট ভেনট্রিকলের ডায়াস্টোলের সময়, যখন কোন রক্ত লেফট ভেনট্রিকল থেকে অ্যাওরটাতে প্রবেশ করে না, তখন অ্যাওরটাতে যে সর্ব নিম্ন প্রেসার থাকে, তখন তাকে বলা হয় ডায়াস্টোলিক ব্লাড প্রেসার (diastolic blood pressure). ছবি - 2

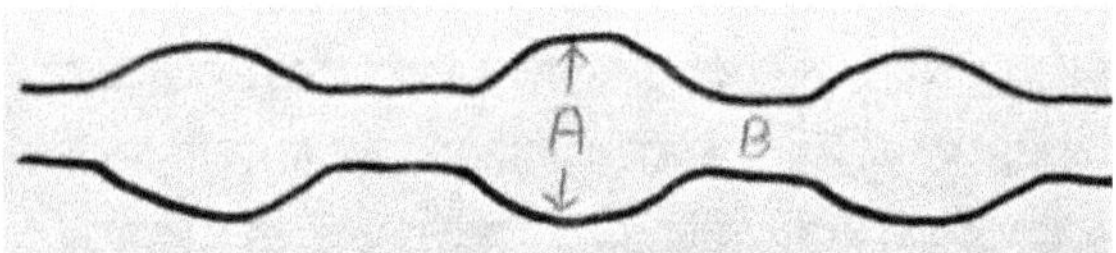

ছবি - 2 কোন জলের পাম্পের সাহায্যে, যখন জল, কোন রাবারের পাইপের মধ্যে ঢোকে, তখন জল ঐ পাইপের মধ্য দিয়ে দমকে দমকে (pulsatile ভাবে) প্রবাহিত হয় না। কনটিনিউয়াসলি (continuously) প্রবাহিত হতে থাকে। কিন্তু, হার্টের লেফট ভেনট্রিকল থেকে যখন রক্ত আরটারীর মধ্যে প্রবেশ করে, তখন রক্ত ঐ আরটারীর মধ্য দিয়ে দমকে দমকে (pulsatile ভাবে) প্রবাহিত হতে থাকে। কনটিনিউয়াসলি প্রবাহিত হয় না। ফলে, একটা আরটারীর মধ্যদিয়ে রক্ত প্রবাহিত হওয়ার সময়, আরটারীর একটা জায়গা ফুলে থাকে, এবং তার পরের জায়গাটা সংকুচিত অবস্থায় থাকে। যখন হার্ট থেকে রক্ত আরটারীর মধ্যে ঢোকে, তখন আরটারীর মধ্যে প্রেসার বেড়ে

যায়, এবং ঐ জায়গাটা প্রসারিত হয়ে যায় বা ফুলে যায় (যেমন রক্তনালীর A অংশ)। এখন, রক্তনালীর এই A অংশে তখনকার প্রেসারকে বলা হয় সিস্টোলিক ব্লাড প্রেসার। এর পরের মুহূর্তে, যখন হার্ট থেকে রক্ত আরটারীর মধ্যে ঢোকে না, তখন আরটারীর মধ্যে প্রেসার কমে যায়, এবং ঐ জায়গায় আরটারী আর তখন প্রসারিত হয় না বা ফুলে যায় না (যেমন রক্তনালীর B অংশ)। এখন, রক্তনালীর এই B অংশে প্রেসারকে বলা হয় ডায়াসটোলিক ব্লাড প্রেসার। এই ভাবে A অংশ এবং B অংশ move করতে থাকে, অর্থাৎ এখন যেটা A অংশ আছে, পরের মুহূর্তে সেটা B অংশ হয়ে যাবে, এবং এখন যেটা B অংশ আছে, পরের মুহূর্তে সেটা A অংশ হয়ে যাবে। ফলে, রক্তনালীর কোন একটা অংশ যখন ফোলা অবস্থায় থাকে, তখন তার মধ্যেকার প্রেসারকে বলা হয় সিস্টোলিক ব্লাড প্রেসার এবং পরের মুহূর্তে ঐ অংশটা যখন ফোলা অবস্থায় থাকে না, তখন তার মধ্যেকার প্রেসারকে বলা হয় ডায়াস্টোলিক ব্লাড প্রেসার

অতএব, এতক্ষন আমরা যেটা আলোচনা করলাম, তার সারমর্ম হলো --- ব্লাড প্রেসার কি, এবং এক কথায় এর উত্তর হলো রক্তনালীর মধ্যেকার রক্তের প্রেসার। রক্তনালী ছাড়াও, এইরকম আমাদের শরীরের বিভিন্ন জায়গায় আমরা প্রেসার মাপি, এবং তাদের নাম ও বিভিন্ন। যেমন, i) মাথার খুলির (বা স্কালের) মধ্যেকার প্রেসারকে আমরা বলি ইনট্রা-ক্রেনিয়াল প্রেসার, ii) চোখের বা আই বলের মধ্যেকার প্রেসারকে, আমরা বলি ইনট্রা-অকুলার প্রেসার, iii) পেটের মধ্যেকার প্রেসারকে, আমরা বলি ইনট্রা-পেরিটোনিয়াল প্রেসার, iv) ফুসফুসের মধ্যেকার প্রেসারকে আমরা বলি ইনট্রা-পালমোনারী প্রেসার, ইত্যাদি।

তাহলে, দ্বিতীয় যে জিনিসটা, এখন আমরা আলোচনা করলাম, সেটা হলো সিস্টোলিক প্রেসার এবং ডায়াস্টোলিক প্রেসার জিনিস দুটো কি। এর উত্তর হিসেবে বলা যেতে পারে, সিস্টোলিক প্রেসার হলো, হার্টের সিস্টোল বা সংকোচন অবস্থায়, হার্ট থেকে যখন রক্ত আর্টারিতে ঢোকে, তখন আর্টারীর মধ্যে যে প্রেসার বাড়ে, তার সর্বচ্চো পরিমাপ হলো সিস্টোলিক

ব্লাড প্রেসার। ডায়াস্টোলিক প্রেসার হলো, হার্টের ডায়াস্টোল (বা শিথিল) অবস্থায়, যখন হার্ট থেকে আর্টারীতে কোন রক্ত ঢোকে না, তখন আর্টারীর মধ্যে যে প্রেসার থাকে, তার সর্বনিম্ন পরিমাপ হলো ডায়াস্টোলিক ব্লাড প্রেসার। অতএব, এক কথায় হার্টের সিস্টোলের সময় আর্টারীর মধ্যেকার প্রেসার কে বলা হয় সিস্টোলিক ব্লাড প্রেসার, এবং হার্টের ডায়াস্টোলের সময় আর্টারীর মধ্যেকার প্রেসারকে বলা হয় ডায়াস্টোলিক ব্লাড প্রেসার।

এবারে, আমরা একটু অন্য আলোচনায় আসবো। সেটা হলো, আর্টারীর মধ্যে রক্তের প্রেসারের (অর্থাৎ ব্লাড প্রেসারের) সুবিধে কি, অর্থাৎ ব্লাড প্রেসার না থাকলে, আমাদের কি অসুবিধে হতো? উত্তরটা হলো, এই ব্লাড প্রেসারের জন্যই, শরীরের এক জায়গা থেকে অন্য জায়গায় রক্তের প্রবাহ বা সারকুলেশান সম্ভব হয়, অর্থাৎ এই ব্লাড প্রেসার না থাকলে, শরীরের এক জায়গা থেকে অন্য জায়গায় রক্তের প্রবাহ সম্ভব হবে না। একটা আর্টারীর যে অংশটা হার্টের সব থেকে কাছে থাকে, সেখানে রক্তের প্রেসার সব থেকে বেশী থাকে, কারন হার্ট থেকে বেরিয়ে রক্ত প্রথমে ওই খানেই ঢোকে। এবারে এই আর্টারী ধরে ধরে, হার্ট থেকে যত দূরে যাওয়া যাবে, ততই দূরত্ব বাড়ার জন্য, আর্টারীর মধ্যে রক্তের প্রেসার কমতে থাকবে। আমর জানি, যে কোন তরল পদার্থ বেশী প্রেসারের থেকে, কম প্রেসারের দিকে প্রবাহিত হয়। সেইজন্যই, রক্ত হার্ট থেকে বেরিয়ে প্রথমে অ্যাওরটাতে ঢোকে, এবং ওখানে সব থেকে বেশী প্রেসার সৃষ্টি করে। তারপর, রক্ত ওখান থেকে আঙ্গুলের ডগা, পায়ের নখ, এবং মাথার তালু পর্যন্ত্য পৌঁচায়, যেখানে দূরত্বের কারনে রক্তের প্রেসার সব থেকে কম থাকে।

প্রত্যেকটা আর্টারী, শরীরের প্রত্যেকটা অঙ্গ প্রতঙ্গে, রক্ত সরবরাহ করার সময়, একদম শেষে গিয়ে খুব সরু সরু রক্ত নালীতে পরিনত হয়, যাকে আমরা বলে থাকি ভাস্কুলার ক্যাপিলারী বা শুধু ক্যাপিলারী। তারপর, ঐ ক্যাপিলারী গুলো থেকে ভেনস এর উৎপত্তি হয়, এবং পরবর্তী সময়ে, শরীরের এই সমস্ত ভেনস গুলো পর পর যুক্ত হয়ে, অবশেষে সবথেকে মোটা দুটো ভেনস এর সৃষ্টি করে। সব থেকে মোটা, এই দুটো ভেনস এর নাম হলো সুপেরিওর ভেনাকেভা, এবং ইনফেরিওর ভেনাকেভা। সুপেরিওর ভেনাকেভা আমাদের শরীরের ডায়াফ্রামের উপরের অংশ থেকে, এবং

ইনফেরিওর ভেনাকেভা আমাদের শরীরের ডায়াফ্রামের নীচের অংশ থেকে, রক্ত সংগ্রহ করে হার্টে পৌঁচে দেয়। ছবি – 2a

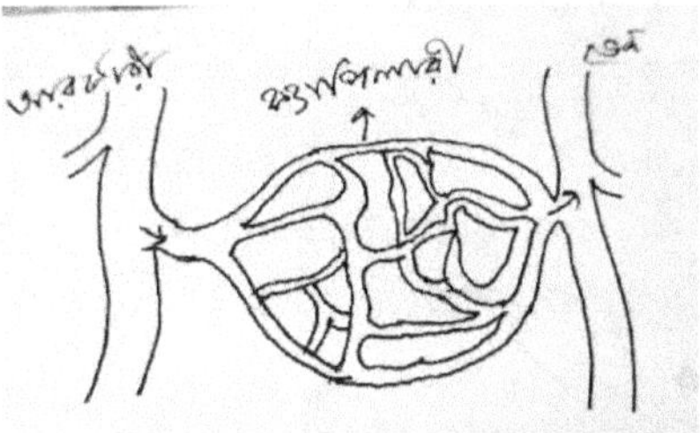

ছবি – 2a এই ছবিতে দেখানো হয়েছে, কেমন করে আরটারী থেকে প্রথমে আরটেরিওল, এবং তারপর ঐ আরটেরিওল থেকে ক্যাপিলারী উৎপন্ন হয়। তারপর, ঐ ক্যাপিলারী গুলো পরস্পরের সাথে যুক্ত হয়ে, তৈরী করে ভেনুল এবং ঐ ভেনুলস গুলো তারপর পরস্পরের সাথে যুক্ত হয়ে তৈরী করে ভেনস। ক্যাপিলারী দিয়ে অক্সিজেন এবং খাদ্য সামগ্রী সমস্ত কোষে পৌঁচায়। তারপর, সমস্ত কোষ থেকে কার্বন -ডাই-অক্সাইড এবং বর্জ্য পদার্থ ভেনুল দিয়ে ভেনে পৌঁচায়।

এত কথা বলার উদ্দেশ্য হলো, সেই ব্লাড প্রেসার। ক্যাপিলারীর মধ্যে রক্তের যে প্রেসার থাকে, তাকে বলা হয় ক্যাপিলারী ব্লাড প্রেসার, অথবা এক কথায় শুধু ক্যাপিলারী প্রেসার, এবং ভেনস এর মধ্যে যে রক্তের প্রেসার থাকে, তাকে বলা হয় ভেনাস ব্লাড প্রেসার, বা এক কথায় শুধু ভেনাস প্রেসার। একদম শেষের, মোটা দুটো ভেনের (সুপেরিওর ভেনাকেভা এবং ইনফেরিওর ভেনাকেভার) মধ্যেকার রক্তের প্রেসার কে বলা হয় সেন্ট্রাল ভেনাস প্রেসার। এত কথা বলার কারন হলো, রোগী যখন খুব খারাপ থাকে, তখন intensive care unit (ICU) এ এই সেন্ট্রাল ভেনাস প্রেসার মাপা ও খুব জরুরী হয়ে পড়ে। এই সেন্ট্রাল ভেনাস প্রেসার থেকে আমরা বুঝতে পারি i) শরীরে কতটা রক্ত আছে, ii) কতটা স্যালাইন বা ইন্ট্রাভেনাস ফ্লুইড দিতে হবে, iii) হার্টের পাম্পিং ক্ষমতা কেমন, প্রভৃতি। আমরা এইদিকে আর আলোচনা বাড়াবো না। আমাদের আলোচনা শুধু

আর্টারীর মধ্যের রক্তের প্রেসার, বা আর্টারীয়াল ব্লাড প্রেসারের মধ্যেই সীমিত রাখবো। তারপর আমাদের আলোচনা হাই-পারটেনশান বা উচ্চ রক্ত চাপের (হাই-ব্লাড প্রেসাবের) দিকে নিয়ে যাবো।

এই আর্টারীয়াল ব্লাড প্রেসার কে, আমরা সবাই সাধারন ভাবে, শুধু ব্লাড প্রেসার বলে থাকি। অতএব, কেউ শুধু ব্লাড প্রেসার কথাটা উচ্চারন করলে বা লিখলে, আমাদের ধরে নিতে হবে যে, ওটার মানে আর্টারীয়াল ব্লাড প্রেসার কে ই বোঝানো হচ্ছে, ভেনাস বা ক্যাপিলারীর ব্লাড প্রেসার নয়।

এবারে, আমরা আলোচনা করবো, আমাদের নরম্যাল ব্লাড প্রেসার কত। এর উত্তর ও একটু শক্ত এবং গোলমেলে। কারন, আমরা একটু আগেই জেনেছি বা আলোচনা করেছি যে, ব্লাড প্রেসার মানে আমাদের ধরে নিতে হবে, এখানে আর্টারীর ব্লাড প্রেসারের কথাই বলা হচ্ছে। আবার, শরীরের বিভিন্ন আর্টারীতে বিভিন্ন প্রেসার নরম্যাল। যেমন অ্যাওরটাতে নরম্যাল ব্লাড প্রেসার যা হবে, সেটা গলার মধ্যে অবস্থিত ইনটারন্যাল কেরোটিড আর্টারী, যে ব্রেনে ব্লাড সাপ্লাই করে, তার মধ্যে রক্তের প্রেসারের থেকে বেশী হবে। আবার, হাতে রক্ত সরবরাহকারী ব্রেকিয়াল আর্টারীর মধ্যে রক্তের প্রেসার, ইনটারন্যাল কেরোটিড আর্টারীর প্রেসারের থেকে কম হবে, এবং পায়ে রক্ত সরবরাহকারী প্রধান আর্টারী, যার নাম ফিমোরাল আর্টারী, তার মধ্যেকার রক্তের প্রেসার, ব্রেকিয়রাল আর্টারীর থেকে কম হবে। কিন্তু, আমরা ব্যাবহারিক ক্ষেত্রে জেনারেল ব্লাড প্রেসার বলতে, হাতে রক্ত সরবরাহকারী প্রধান আর্টারী, ব্রেকিরাল আর্টারীর মধ্যেকার ব্লাড প্রেসারকেই ধরে থাকি। স্বাভাবিক অবস্থায়, এর পরিমাপ হলো 120/80 mm of Hg (অর্থাৎ systolic ব্লাড প্রেসার হলো 120 mm of Hg এবং diastolic ব্লাড প্রেসার হলো 80 mm of Hg)। উপরে বর্নিত বাকি সমস্ত আর্টারীর মধ্যেকার প্রেসার, আমরা বিশেষ বিশেষ ক্ষেত্রে মেপে থাকি। যেমন, ধরা যাক, কোন ব্যাক্তির দুটো হাতই যদি, কোন দূর্ঘটনার জন্য কাটা পড়ে, তখন আমরা তার পায়ের ফিমোরাল আর্টারীর প্রেসার মাপবো।

এবারে, আমরা আলোচনা করবো, i) আর্টারীর ব্লাড প্রেসার কেমন করে মাপা হয়, ii) কত রকমের পদ্ধতিতে মাপা হয়, iii) প্রত্যেকটা

পদ্ধতির নীতি (principle) কি, এবং iv) প্রত্যেকটা ব্লাড প্রেসার মাপার পদ্ধতির সুবিধে ও অসুবিধে। কোন মানুষের ব্লাড প্রেসার, আমরা অনেক রকম পদ্ধতিতে মাপতে পারি, এবং সেই ব্লাড প্রেসার মাপার পদ্ধতি গুলোকে, প্রধানত দুটো গ্রুপে ভাগ করা হয়। ব্লাড প্রেসার মাপার পদ্ধতি গুলোকে, প্রধানত যে দুটো গ্রুপে ভাগ করা হয়, সেই দুটো গ্রুপ হলো i) সিম্পল ম্যানুয়াল এবং ii) জটিল ইলেকট্রনিক পদ্ধতি।

এবারে, আমরা প্রত্যেকটা ব্লাড প্রেসার মাপার পদ্ধতি, বিশদ ভাবে আলোচনা করবো। কারন, ব্লাড প্রেসারের পরিমাপ যদি ঠিক না হয়, তাহলে চিকিৎসার বিভ্রাট হতে পারে। এর কারন হলো, ব্লাড প্রেসার মাপার পরে, ভুল করে যদি কারোর ব্লাড প্রেসারের মান কম হয়, তাহলে একজন সত্যিকারের হাইপার-টেনশানের রোগীর চিকিৎসা, শুরু করতে দেরী হয়ে যাবে। আবার উল্টোদিকে, যদি ব্লাড প্রেসার মাপার পর, ভুল করে কারোর ব্লাড প্রেসারের মান বেশী আসে, তাহলে একজন সত্যিকারের নরম্যাল ব্লাড প্রেসারের রোগীকে, আমরা হাই-পারটেনশানের চিকিৎসা শুরু করে দেবো। অতএব, এই অধ্যায়ের প্রথমে, মূল হাইপার-টেনশানের আলোচনার আগে, আমরা প্রত্যেকটা ব্লাড প্রেসার মাপার পদ্ধতি, বিশদ ভাবে আলোচনা করবো।

এখন, আমাদের ব্লাড প্রেসার মাপার জন্য i) যে সমস্ত যন্ত্রপাতি গুলো লাগে সেই গুলো, এবং ii) কোন কোন ব্লাড প্রেসার মাপার পদ্ধতিতে, কি কি যন্ত্রপাতি লাগে, সেই ব্যাপারে আলোচনা করবো। এতদিন, আমরা ব্লাড প্রেসার মাপার জন্য, যে দুটো যন্ত্র ব্যাবহার করে আসছিলাম, এবং এখনো অনেক ডাক্তার বাবুরা ব্লাড প্রেসার মাপার জন্য, যে দুটো যন্ত্র ব্যাবহার করে থাকেন, সেই দুটো যন্ত্র হলো স্ফিগমোম্যানোমিটার (sphygmomanometer), এবং স্টেথোস্কোপ (stethoscope)। এই দুটো যন্ত্র দিয়ে, যখন আমরা, আমাদের হাত ও কানের সাহায্যে, কোন রোগীর ব্লাড প্রেসার মাপি, তখন তাকে বলা হয় ম্যানুয়াল পদ্ধতি। কিন্তু, বর্তমানে আমরা অনেকেই, ব্লাড প্রেসার মাপার জন্য, ইলেকট্রনিক যন্ত্রের ব্যাবহার করে থাকি, এবং এখানে, আমরা যেহেতু, ইলেক্ট্রনিক যন্ত্রের সাহায্যে ব্লাড প্রেসার মাপার জন্য, আমাদের হাত ও কানের সাহায্য নেই না, সেইজন্য এই

ইলেকট্রনিক যন্ত্রের সাহায্যে, ব্লাড প্রেসার মাপার পদ্ধতিকে, আমরা ম্যানুয়াল পদ্ধতি বলবো না।

এইবারে আসা যাক, এই স্ফিগমোম্যানোমিটার ও স্টেথোস্কোপের দ্বারা, আমরা ম্যানুয়াল পদ্ধতিতে, আমাদের হাত ও কানের সাহায্য নিয়ে, একজন রোগীর কি ভাবে ব্লাড প্রেসার মাপি। এখন, এই স্ফিগমোম্যানোমিটার ও স্টেথোস্কোপের সাহায্যে ব্লাড প্রেসার মাপার আগে, আমাদের অতিঅবশ্যই, স্ফিগমোম্যানোমিটার যন্ত্রটা কি, সেটা একটু জানতে হবে। নীচে দুটো স্ফিগমোম্যানোমিটার যন্ত্রের ছবি (ছবি – ৩ এবং ছবি – ৪) দেওয়া হলো। এই দুটো যন্ত্রেই, একটা করে রাবারের কাফ (cuff), কাপড়ের ব্যাগের মধ্যে ডোকানো থাকে, এবং ঐ রাবারের কাফটার মধ্যে বাতাস বা হাওয়া ডোকালে, ঐ রাবারের কাফ টা টায়ারের মতো ফুলতে থাকে। কিন্তু রাবারের টায়ারের মতন এটার আকার, সম্পূর্ন একটা রিং এর মতন নয়। এই রাবারের কাফ (cuff) কে বলা হয় Riva Rocci cuff।

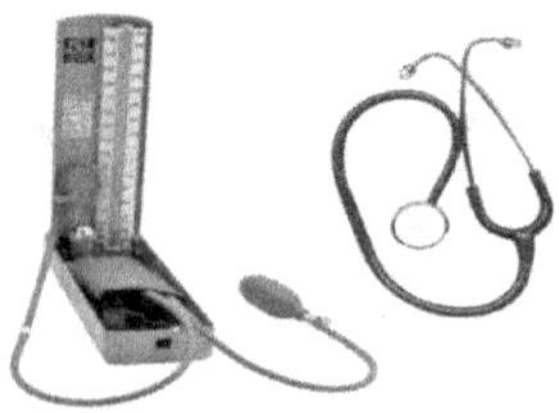

ছবি – 3

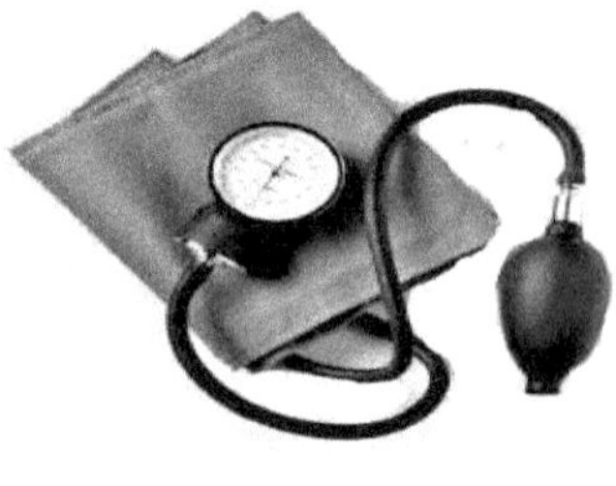

ছবি - 4

ছবি – 3 পারদের স্ফিগমো-ম্যানোমিটার এবং স্টেথোসকোপ এবং ছবি - 4 এয়ার (air) বা আনেরোয়েড (aneroid) স্ফিগমো-ম্যানোমিটার .

এই রাবারের কাফের সঙ্গে দুটো রাবারের টিউব যুক্ত থাকে। এদের মধ্যে, একটা রাবারের টিউবের শেষে, একটা রাবারের পাম্পিং বেলুন যুক্ত থাকে, যার সাহায্যে হাওয়া পাম্প করে, ঐ রাবারের কাফের মধ্যে বাতাস ডোকানো যায়। এই রাবারের টিউব এবং রাবারের বেলুনের সংযোগ স্থলে, একটা ক্রু এবং একটা ওয়ান ওয়ে (one way valve) ভালব থাকে। এখন,

ঐ স্ক্রুটাকে সামনে এবং পেছনের দিকে ঘুরিয়ে, ঐ ওয়ান ওয়ে ভালবটাকে যথাক্রমে বন্ধ এবং খোলা যায়। এবারে, ঐ স্ক্রু টাকে সামনের দিকে ঘুরিয়ে, ঐ ওয়ান ওয়ে ভালবটাকে বন্ধ করে দিলে, এবং তারপরে বেলুনটাকে বারবার সংকুচিত ও প্রসারিত করে, অর্থাৎ পাম্প করে, বাতাসকে কাফের মধ্যে ঢোকালে, বাতাস আর ঐ রাবারের কাফ থেকে বেরিয়ে আসতে পারে না। তারপরে, ঐ ওয়ান ওয়ে ভাল্বটাকে পেছনের দিকে ঘুরিয়ে খুলে দিলে, কাফ (cuff) থেকে সমস্ত বাতাস বেরিয়ে আসে এবং কাফের প্রেসার '0' বা শূন্য হয়ে যায়। রাবারের কাফ থেকে যে দুটো রাবারের টিউব বেরিয়ে আসে, তার অন্যটার (অন্য রাবেরের টিউবটার) সাথে একটা ম্যানোমিটার যুক্ত করা থাকে।

ম্যানোমিটার (manometer) কথাটার অর্থ হলো, হাতের সাহায্যে বা ম্যানুয়ালি, কোন কিছু মাপার যন্ত্র (mano মানে ম্যানুয়াল এবং meter মানে মাপার যন্ত্র)। এই ম্যানোমিটার আবার দু ধরনের হতে পারে, যেমন i) পারদের ম্যানোমিটার (mercury manometer) এবং ii) বাতাসের ম্যানোমিটার (air manometer)। ছবি - ৩ এবং ছবি - ৪ পারদের ম্যানোমিটারে, একটা দাগ কাটা স্কেলের পাশে, একটা ফাঁপা কাঁচের টিউব থাকে, যার মধ্যদিয়ে পারদের স্তম্ভ ওঠানামা করতে পারে। যেহেতু, পারদের স্তম্ভটা, একটা রাবারের টিউবের সাহায্যে, রাবারের কাফের সাথে যুক্ত করা থাকে (আগেই বলা হয়েছে), সেইহেতু এই রাবারের কাফের মধ্যে আবস্থিত বাতাসের প্রেসার অনুসারে, পারদের স্তম্ভটা ওঠানামা করে, এবং পারদের স্তম্ভের উচ্চতা অনুসারে, পাশের স্কেল থেকে, আমরা রাবারের কাফের মধ্যেকার প্রেসার পরিমাপ করতে বা জানতে পারি। কারন, পারদ স্তম্ভের পাশে থাকা স্কেলটা, ঐরকম ভাবে, রাবারের কাফের মধ্যেকার বাতাসের প্রেসার অনুসারে, mm of Hg তে দাগ কাটা থাকে।

আজকাল, আর পারদের ম্যানোমিটার খুব একটা ব্যাবহার করা হয় না। কারন, এই যন্ত্র গুলো আকারে খুব বড় এবং ভারী হয়, এবং গর্ভনমেন্ট ও পারদের ব্যাবহারের উপর অনেক নিষেধাজ্ঞা আরোপ করেছে। সেইজন্য, বেশীর ভাগ সময়ে, কোন রোগীর ব্লাড প্রেসার মাপার জন্য, আমরা এয়ার (air) বা বাতাসের ম্যানোমিটার ব্যাবহার করে থাকি। এগুলো আকারে ছোটো হয়, এবং ওজন ও কম হয়। ফলে, এদের ব্যাবহার করা, এবং বহন

করা অনেক সুবিধে হয়। এয়ার স্ফিগমো- ম্যানোমিটারের ক্ষেত্রে, রাবারের কাফ থেকে বেরিয়ে আসা রাবারের টিউবটা, পারদের ম্যানোমিটারের সাথে যুক্ত না করে, এখানে সেই টিউবটা গোল মতন, একটা এয়ার ম্যানোমিটারের সাথে যুক্ত করে দেওয়া হয়।

এয়ার ম্যানোমিটারে পারদের বদলে, একটা গোলাকার স্প্রিং থাকে, এবং এই স্প্রিং এর একদিকে একটা সূচক (বা কাঁটা) লাগানো থাকে, যেটা একটা ঘড়ির মতন গোলাকার স্কেলের উপর নড়তে পারে। রাবারের কাফের ভেতরের বাতাসের প্রেসার অনুসারে, এই এয়ার ম্যানোমিটারের স্প্রিং টা সংকুচিত ও প্রসারিত হয়, এবং সেইমত সূচকটা ঘড়ির মতন গোলাকার স্কেলের উপর নড়াচড়া করে, রাবারের কাফের ভেতরকার বাতাসের প্রেসার নির্নয় করে দেয়।

এতক্ষণ আমরা স্ফিগমো-ম্যানোমিটার যন্ত্রটা নিয়ে আলোচনা করছিলাম। এখন, আমরা আলোচনা করবো এই স্ফিগমো-ম্যানোমিটার যন্ত্র এবং স্টেথোস্কোপ দিয়ে, কি পদ্ধতিতে, একজন লোকের ব্লাড প্রেসার মাপা হয়, এবং এই ব্লাড প্রেসার মাপার পদ্ধতির পেছনে কোন নীতি (বা principle) কাজ করে।

প্রথমে, আমরা ব্লাড প্রেসার মাপার পদ্ধতিটা বর্ননা করবো। তারপর, আমরা এই পদ্ধতির নীতিটা ব্যাখ্যা করবো। আমরা কোন ব্যাক্তিকে বিছানায় শুইয়ে তার ব্লাড প্রেসার মাপতে পারি, অথবা চেয়ারে বসিয়ে ও তার ব্লাড প্রেসার মাপতে পারি। অনেক ডাক্তার বাবু এই দু'টো পজিশানেই ব্লাড প্রেসার মেপে থাকেন। কারন, কিছু বিশেষ অসুখে এই দু'টো পজিশানে ব্লাড প্রেসার আলাদা আলাদা হয়। কিন্তু, একজন রোগীর যে কোন পজিশানেই, আমরা তার ব্লাড প্রেসার মাপি না কেন, ব্লাড প্রেসার মাপার ম্যানোমিটারটা (পারদ অথবা এয়ার) সবসময়েই হার্টের লেভেলে, বা হার্টের সমান উচ্চতায় রাখতে হবে। তা, না হলে, পরিমাপ করার পরে, ব্লাড প্রেসারের মান আসলের থেকে, কম বা বেশী হতে পারে।

আমরা কোন ব্যাক্তির, তার ডান বা বাম, যে কোন হাতেই, তার ব্লাড প্রেসার মাপতে পারি। সে রকম কোন নির্দিষ্ট নিয়ম নেই যে, ডান বা বাম কোন একটা নির্দিষ্ট হাতেই, তার ব্লাড প্রেসার মাপতে হবে। তবে i) রোগীর

কোনো হাতে যদি আগে কোন বড় অপারেশান হয়ে থাকে, ii) অথবা রোগীর কোন হাতের কনুই যদি সোজা করা না যায়, iii) অথবা ডায়ালাইসিসের জন্য রোগীর কোনো হাতে যদি সান্ট থাকে, (v) অথবা রোগীর কোনো হাত যদি প্যারালাইসড থাকে, vi) অথবা জন্মগত ভাবে রোগীর কোনো হাতে যদি কোন ডিফেক্ট থেকে থাকে, ইত্যাদি, তবে রোগীর সেই হাত, ব্লাড প্রেসার মাপার জন্য ব্যাবহার না করাই ভালো। একটা সাধারন নিয়ম হলো, ব্লাড প্রেসার মাপার জন্য, সবসময় একটা সুস্থ হাত ব্যাবহার করা উচিত। দু-দিকের হাতের ব্লাড প্রেসারের মধ্যে কোন পার্থক্য আছে কিনা জানার জন্য, ডাক্তার বাবুরা অনেক সময় দুটো হাতেই ব্লাড প্রেসার মেপে থাকেন। যদি রোগীর দুটো হাতের মধ্যে রক্ত প্রবাহের কোন পার্থক্য থেকে থাকে, তবে রোগীর দু দিকের হাতের ব্লাড প্রেসারের মধ্যে পার্থক্য থাকবে। দু-দিকের হাতের রক্ত প্রবাহের পার্থক্যের একটা প্রধান কারন বা অসুখ হলো coarctation of aorta

আমরা কোন ব্যাক্তির, তার কাঁধ এবং কনুই-এর মধ্যেকার হাতের অংশেই, সাধারনত, তার ব্লাড প্রেসার মেপে থাকি। কোন ব্যাক্তির হাতের এই অংশকে বলা হয় বাহু (arm)। কোন ব্যাক্তির হাতের এই বাহু অংশে, ব্লাড প্রেসার মাপার প্রধান কারন হলো, এখানে একটাই মাত্র প্রধান আর্টারী থাকে, এবং তার নাম হলো ব্রেকিয়াল আর্টারী। অধিকন্তু, হাতের বাহু অংশে একটাই মাত্র হাড় (bone) থাকে, এবং তার নাম হলো হিউমারাস (humerus) ছবি – 5 এবং ছবি - 6. ফলে, বাইরের থেকে চাপ দিয়ে বা প্রেসার প্রয়োগ করে, আমরা সহজেই হিউমারাসের উপরে অবস্থিত, ব্রেকিয়াল আর্টারীর মধ্য দিয়ে রক্ত প্রবাহ, সম্পূর্ন ভাবে বন্ধ করে দিতে পারি।

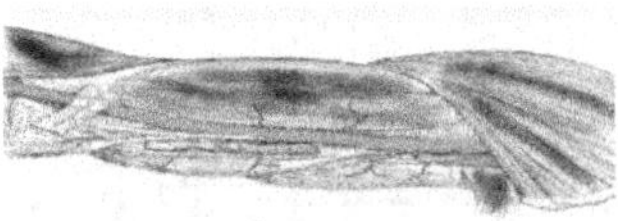

ছবি – 5

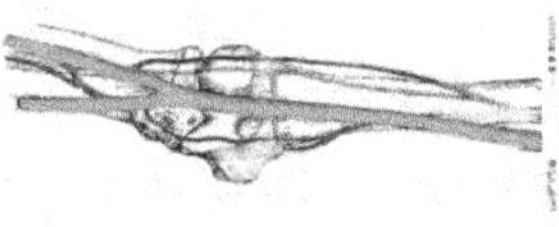

ছবি - 6

অরো একটু ব্যাখ্যা করলে বোঝা যাবে, কেন হাতের বাহুর নীচের অংশে, মানে কনুই (elbow) এবং কব্জির (wrist) মাঝের অংশে, যাকে আমরা ফোরআর্ম (forearm) বলে থাকি, সেখানে ব্লাড প্রেসার মাপা হয় না। কারন, হাতের ঐ ফোরআর্ম অংশে দুটো হাড় (bone) থাকে, যেমন আলনা (ulna) এবং রেডিয়াস (radius) এবং দুটো আর্টারী থাকে, যেমন আলনার আর্টারী (ulnar artery) এবং রেডিয়াল আর্টারী (radial artery)। হাতের এই ফোরআর্ম অংশে, দুটো হাড়ের মাঝখানে যে ফাঁকা অংশটা থাকে, তার মধ্যেই ঐ আর্টারী দুটো থাকে। সেইজন্য, বাইরের থেকে হাড়ের উপর চাপ দিয়ে, ঐ আর্টারী দুটোর মধ্যেকার রক্ত প্রবাহ বন্ধ করা যায় না। কিন্তু, ম্যানুয়াল পদ্ধতিতে, স্ফিগমোম্যানোমিটার ও স্টেথোস্কোপের সাহায্যে ব্লাড প্রেসার মাপার জন্য, হাড়ের উপর, বাইরের থেকে চাপ দিয়ে, ওখানে অবস্থিত আর্টারীর মধ্যেকার রক্ত প্রবাহ সম্পূর্ণ ভাবে বন্ধ করা অপরিহার্য। সেইজন্যই, হাতের ফোরআর্ম অংশে কোন ব্যাক্তির ব্লাড প্রেসার মাপা হয় না।

এতক্ষন আমরা আলোচনা করছিলাম, একজন ব্যাক্তির কি পজিশানে (বসিয়ে অথবা শুইয়ে), এবং শরীরের কোন অংশে ব্লাড প্রেসার মাপা হয়, এবং কেন শরীরের ঐ অংশে ব্লাড প্রেসার মাপা হয়। এখন, আমরা আলোচনা করবো স্ফিগমোম্যানোমিটার ও স্টেথোস্কোপের সাহায্যে, ম্যানুয়াল পদ্ধতিতে, ব্লাড প্রেসার মাপার ধাপ গুলো।

1) স্টেপ - ১ প্রথমে, রাবারের কাফটাকে, কনুইয়ের জয়েন্ট লাইন থেকে 3 inch উপরে, বাহুর চারিদিকে শক্ত করে জড়িয়ে দিতে হবে, যেন না খুলে যায়। এই রাবারের কাফের যে প্রান্ত বা লাইনটা থেকে, দুটো রাবারের টিউব বেরিয়ে আসে, সেই লাইনটা নীচের দিকে থাকবে, এবং রাবারের কাফ থেকে টিউব দুটো বেরিয়ে আসার জায়গাটা, কনুইয়ের সামনের দিকে থাকবে। এই রাবারের টিউব দুটোর একটাতে, একটা স্ক্রু সহ একটা রাবারের বেলুন, কাফের মধ্যে বাতাস পাম্প করার জন্য লাগানো থাকে। ঐ স্ক্রুটাকে একদিকে (সামনের দিকে) ঘোরালে, স্ক্রুর মধ্যে অবস্থিত ওয়ান ওয়ে ভালবটা বন্ধ হয়ে যায়, এবং বেলুনটা পাম্প করলে, বাতাস বেলুন থেকে রাবারের কাকের মধ্যে প্রবেশ করতে পারে। আবার স্ক্রুটা অন্য দিকে (পেছনের দিকে) ঘোরালে, স্ক্রুর মধ্যে অবস্থিত ঐ ওয়ান ওয়ে ভালবটা

খুলে যায়, এবং কাফ থেকে বাতাস বাইরে বেরিয়ে আসতে পারে। রাবারের কাফ থেকে বেরিয়ে আসা দুটো টিউবের মধ্যের অন্যটার শেষ প্রান্ত খোলা থাকে, এবং ঐ খোলা টিউবটা এখন পারদের ম্যানোমিটার বা গোলাকৃতি এয়্যার ম্যানোমিটারের সংগে যুক্ত করে দেওয়া হয়।

2) স্টেপ – ২ : রাবারের কাফের মধ্যে বাতাস প্রবেশ করাবার জন্য যে রাবারের বেলুনটা থাকে, সেটাকে এখন বার বার চাপ দিয়ে এবং ছেড়ে দিয়ে (অর্থাৎ সংকোচন ও প্রসারন করে) রাবারের কাফের মধ্যে বাতাস ডোকানো হয়। এই বাতাস ডোকানোর আগে, বেলুনের কাছে অবস্থিত স্ক্রুটাকে, সামনের দিকে ঘুরিয়ে, স্কুর মধ্যে অবস্থিত ওয়ান ওয়ে ভালবটাকে অতিঅবশ্যই প্রথমে বন্ধ করে দিতে হবে, যাতে রাবারের কাফ থেকে বাতাস বাইরে বেরিয়ে আসতে না পারে।

3) স্টেপ – ৩ : রাবারের বালুনের সংকোচন ও প্রসারনের দ্বারা, কাফের মত্যে বাতাস ঢোকানোর সময়, আমাদের দুটো জিনিস অতি অবশ্যই লক্ষ্য রাখতে হবে। এক, আমাদের ডান হাতের আগুল, রোগীর যে হাতে প্রেসার মাপা হচ্ছে, সেই হাতের রেডিয়াল পালসের (radial pulse) উপর রাখতে হবে, এবং রোগীর রেডিয়াল পালস অনুভব করতে হবে। দুই, যদি আমরা পারদের ম্যানোমিটার ব্যাবহার করি, তাহলে ওতে পারদের স্তম্ভ আস্তে আস্তে করে উপরের দিকে কতটা উঠছে, সেটাও লক্ষ্য করতে হবে। অথবা, আমরা যদি এয়্যারের ম্যানোমিটার ব্যাবহার করি, তাহলে এতে যে সূচক বা কাঁটাটা আছে, সেটাও আস্তে আস্তে করে উপরের দিকে কতটা উঠলো, সেটাও লক্ষ্য করতে হবে।

4) স্টেপ – ৪ : এখন, প্রশ্ন হচ্ছে, বেলুনটাকে পাম্প করে, আমরা রাবারের কাফের মধ্যে কতটা বাতাস ডোকাবো, অর্থাৎ কাফের ভেতরের প্রেসার প্রাথমিক ভাবে আমরা কতটা বাড়াবো। উত্তর হচ্ছে, যতক্ষন পর্যন্ত্য রোগীর রেডিয়াল পালস অনুভব করা না যায়, অর্থাৎ যখন রোগীর রেডিয়াল পালস আর অনুভব করা যাবে না, তখনই পাম্প করে রাবারের কাফের মধ্যে বাতাস ঢোকানো বন্ধ করতে হবে। এটা খুবই স্বাভাবিক যে, এই অবস্থায় রাবারের কাফের মধ্যে, বল পূর্বক আর বাতাস না ডোকালে, এবং কাফের মধ্যেকার প্রেসার স্থির হয়ে গেলে, ম্যানোমিটারে পারদের উচ্চতা বা

সূচকের অবস্থান ও স্থির হয়ে যাবে, এবং পারদের বা সূচকের এই সর্বচ্চো অবস্থান লক্ষ্য করতে হবে।

5) স্টেপ – ৫ : এবারের কাজটা হলো সবথেকে গুরুত্বপূর্ন। এই ধাপে, যিনি ব্লাড প্রেসার মাপছেন (পরীক্ষক), তার বাম হাত দিয়ে, স্টেথোসকোপের ডায়াফ্রামের দিকটা, রোগীর কনুইএর সামনে, ঠিক জয়েন্টের উপর চেপে বসাতে হবে, এবং স্টেথোসকোপের অন্য দিকটা পরীক্ষকের কানে লাগাতে হবে। আর, পরীক্ষকের ডান হাত দিয়ে, বেলুনের কাছে অবস্থিত স্ক্রুটাকে উল্টো (পেছনের) দিকে ঘোরাতে হবে (মানে unlock করতে হবে), যাতে রাবারের কাফ থেকে, আস্তে আস্তে করে বাতাস, ওয়ান ওয়ে ভালভ দিয়ে বাইরে বেরতে পারে, এবং রাবারের কাফের ভেতরের প্রেসার, আস্তে আস্তে করে কমতে পারে।

6) স্টেপ – ৬ : এখন, রাবারের কাফ থেকে আস্তে আস্তে করে বাতাস বেরিয়ে যেতে থাকলে, কাফের মধ্যেকার প্রেসার ও আস্তে আস্তে করে কমতে থাকবে। তখন দেখা যাবে যে, পারদের ম্যানোমিটারে পারদের স্তম্ভের উচ্চতাও কমতে থাকছে, অথবা এয়্যার ম্যানোমিটারের সূচক ও নীচের দিকে নামতে থাকছে। এই অবস্থায়, পরীক্ষককে খুব সজাগ থাকতে হবে, এবং অপেক্ষা করতে হবে, কখন স্টেথোসকোপের সাহায্যে কানে "টক টক" শব্দ শোনা যাবে। পরীক্ষকের চোখ থাকবে কিন্তু, ম্যানোমিটারের দিকে। স্টেথোসকোপের মধ্য দিয়ে শোনা, এই 'টক টক' শব্দ কে বলা হয় Korot Kof sound.

7) স্টেপ-7: মনে রাখতে হবে যে, এই ধাপেই সব থেকে গুরুত্বপূর্ন সময়টা আসবে। রাবারের কাফের প্রেসার কমার জন্য, এবং তার সংঙ্গে সংঙ্গে পারদের ম্যানোমিটারে পারদের স্তম্ভ, বা এয়্যার ম্যানোমিটারে ঘড়ির সূচক নীচের দিকে নামার সময়, একটা সময় আসবে, যখন পরীক্ষক কানে স্টেথোসকোপের সাহায্যে বা স্টেথোসকোপের মধ্য দিয়ে "টক টক" শব্দ শোনা শুরু করবে। যেহেতু, আগের ধাপ থেকে পরীক্ষকের চোখ ম্যানোমিটারের দিকে, সেইহেতু যেই মুহূর্তে পরীক্ষক তার কানে স্টেথোসকোপের মধ্য দিয়ে "টক টক" শব্দ শুনতে শুরু করবে, সেই মুহূর্তে পারদ স্তম্ভের উচ্চতা, অথবা ঘড়ির সূচকের অবস্থান লক্ষ্য রাখত হবে।

কারন, এইটাই হচ্ছে রোগীর সিস্টোলিক ব্লাড প্রেসার। ধরা যাক, পারদের ম্যানোমিটারে পারদের স্তম্ভ বা এ্যায়ার ম্যানোমিটারে ঘড়ির সূচক নীচে নামতে নামতে, যখন 120 mm of Hg দাগের কাছে এসে পৌঁচালো, তখনই পরীক্ষক তার কানে স্টেথোসকোপের সাহায্যে "টক টক" শব্দ শোনা শুরু করলো। তাহলে, তখন রোগীর সিস্টোলিক ব্লাড প্রেসার হলো 120 mm of Hg।

8) স্টেপ – ৮ : এই ধাপটা আরো গুরুত্বপূর্ণ। এই ধাপে বেলুনের কাছে অবস্থিত স্ক্রুটাকে নিয়ন্ত্রন করে, আস্তে আস্তে করে, আরো বাতাস রাবারের কাফটা থেকে বাইরে বার করা হতে থাকবে, অর্থাৎ কাফের প্রেসার আরো কমনো হতে থাকবে। পরীক্ষকের কানে তখনও স্টেথোসকোপের মধ্য দিয়ে "টক টক" শব্দ শোনা যেতে থাকবে, এবং, পারদের ম্যানোমিটারে পারদের স্তম্ভের উচ্চতা আরো কমতে থাকবে, অথবা এয়ার ম্যানোমিটারে ঘড়ির কাঁটা আরো নীচে নামতে থাকবে।

রাবারের কাফের প্রেসার কমাতে কমাতে, এবং পারদের স্তম্ভ বা ঘড়ির কাঁটা আরো নীচে নামতে নামতে, একটা সময় আসবে, যখন স্টেথোসকোপের মধ্য দিয়ে কানে আর ঐ “টক টক" শব্দ শোনা যাবে না। সেই মুহর্তে, ঘড়ির কাঁটার অবস্থন বা পারদ স্তম্ভের উচ্চতা লক্ষ্য রাবতে হবে। যেই মুহূর্তে, স্টেথোসকোপের মধ্য দিয়ে কানে আর ঐ "টক টক" শব্দ শোনা যাবে না, সেই মুহূর্তে পারদের ম্যানোমিটারে পারদ স্তম্ভের উচ্চতা, বা এয়ার ম্যানোমিটারে ঘড়ির কাঁটার অবস্থানই হলো রোগীর ডায়াস্টোলিক ব্লাড প্রেসার।

9) স্টেপ – ৯ : এখন, রাবারের বেলুনের কাছের স্ক্রুটাকে সম্পূর্ন ভাবে খুলে দিয়ে, রাবারের কাফ থেকে সমস্ত বাতাস বার করে দিয়ে, কাফটাকে রোগীর হাত থেকে খুলে নিয়ে, সমস্ত যন্ত্রটাকে গুছিয়ে রাখতে হবে। এই পদ্ধতিতে স্টেথোসকোপের সাহায্যে কানে "টক টক" শব্দ শুনে, ব্লাড প্রেসার মাপা হয় বলে, একে ওসকালটেটরী (oscaltatory) পদ্ধতি ও বলা হয়। ওসকালটেশান (oscaltation) কথাটার মানে হলো শব্দ শোনা।

এবারে, আমরা ব্যাখ্যা বা আলোচনা করবো, প্রথম মুহূর্তে যখন আমরা স্টেথোসকোপের মধ্য দিয়ে কানে "টক টক" শব্দ শুনতে পেলাম,

তখন রাবারের কাফের মধ্যেকার প্রেসার, মানে সেই সময় পারদ স্তম্ভের উচ্চতা, বা ঘড়ির সূচকের অবস্থানটাকে, আমরা কেন সিস্টোলিক ব্লাড প্রেসার হিসাবে ধরলাম, এবং তারপর রাবারের কাফের প্রেসার কমাতে কমাতে, যেই মুহূর্তে আমরা আর স্টেথোসকোপের মধ্য দিয়ে কানে "টক টক" শব্দ শুনতে পেলাম না, তখন রাবারের কাফের মধ্যেকার প্রেসার, মানে সেই সময় পারদ স্তম্ভের উচ্চতা, বা ঘড়ির সুচকের অবস্থানটাকে, আমরা কেন ডায়াস্টোলিক ব্লাড প্রেসার হিসাবে ধরলাম।

ধরাযাক, রোগীর ব্লাড প্রেসার স্বাভাবিক, অর্থাৎ সিসস্টোলিক ব্লাড প্রেসার হলো 120 mm of Hg, এবং ডায়াস্টোলিক ব্লাড প্রেসার হলো 80 mm of Hg. এখন, আমরা এই রোগীর ব্লাড প্রেসার মাপছি বা মাপবো। প্রথমে, আমরা স্ফিগমো-ম্যানোমিটারের রাবারের কাফটা রোগীর বাহুর চারিদিকে শক্ত করে জড়িয়ে দেবো, এবং তারপর বরাবার পাম্প করে, বাতাস ঢুকিয়ে, আমরা রাবারের কাফের মধ্যেকার প্রেসার 160 বা 180 বা 200 mm of Hg তুলে দেবো। তখন দেখলাম, রোগীয় রেডিয়াল পালস আর অনুভব করা যাচ্ছে না, এবং তখন পারদের ম্যানোমিটারে পারদ স্তম্ভের সর্বচ্চো উচ্চতা দাঁড়িয়ে আছে 160 বা 180 বা 200 mm of Hg দাগের কাছে, অথবা ঘড়ির সূচক দাঁড়িয়ে আছে 160 বা 180 বা 200 mm of Hg দাগের কাছে।

এই অবস্থায় যে ঘটনাটা ঘটছে, সেটা হলো, ঐ বাতাস (বা এয়ার) ভর্তি রাবারের কাফটা হিউমারাস হাড়ের উপর, চারিদিক থেকে বেষ্টনী করে, এমন ভাবে চাপ দিচ্ছে যে, তার জন্য ব্রেকিয়াল আর্টারীটা সম্পূর্ন ভাবে বন্ধ হয়ে (বা চেপে) গেছে, এবং তার ভেতর দিয়ে রক্ত প্রবাহ ও সম্পূর্ন ভাবে থেমে গেছে। ফলে, তারজন্য কব্জির কাছে রোগীর রেডিয়াল পালস্, আর, অনুভব করা যাচ্ছে না। এইবারে, আমরা কি করছি, বাতাস বার করে রাবারের কাফের ভেতরকার প্রেসার আস্তে আস্তে করে কমাচ্ছি, এবং স্টেথোসকোপের মধ্য দিয়ে কানে "টক টক" শব্দ শোনার জন্য অপেক্ষা করে আছি। কাফের প্রেসার কমার সঙ্গে সঙ্গে, পারদের স্তম্ভের উচ্চতা ও কমতে থাকবে, অথবা ঘড়ির কাঁটা নীচের দিকে নামতে থাকবে।

ধরাযাক, এইভাবে রাবারের কাফের মধ্যেকার প্রেসার আস্তে আস্তে করে কমাবার সময়, হঠাৎ করে আমরা স্টেথোসকোপের মধ্য দিয়ে কানে ঐ "টক টক" শব্দ শোনা শুরু করলাম এবং লক্ষ্য করলাম, যখনি ঐ "টক টক" শব্দ কানে প্রথম শোনা শুরু করলাম, তখন পারদ স্তম্ভের উচ্চতা হচ্ছে 120 mm of Hg দাগের কাছে, অথবা ঘড়ির কাঁটা 120 mm of Hg, দাগের কাছে। আগেই বলা হয়েছে, এইটাকেই আমরা সিস্টোলিক ব্লাড প্রেসার ধরবো। এর ব্যাখ্যা হলো, এই 120 mm of Hg প্রেসারে ব্রেকিয়াল আর্টারীটা জাস্ট একবার খুলছে এবং একবার বন্ধ হচ্ছে, এবং আর্টারীর মধ্যদিয়ে দমকে দমকে রক্ত প্রবাহ শুরু হয়েছে।

আরো একটু অন্য ভাবে ভাবা যাক। যখন লেফট ভেনট্রিকলের সিস্টোল (বা সংকোচন) হচ্ছে, অর্থাৎ যখন লেফট ভেনট্রিকল থেকে রক্ত আর্টারীতে ঢুকছে, তখন আর্টারীর মধ্যেকার সর্বোচ্চা প্রেসার, সেই মুহূর্তে হয়ে দাঁড়াচ্ছে 120 mm of Hg। সেইজন্যই, আর্টারীর মধ্যেকার 120 mm of Hg প্রেসার, বাইরের রাবারের কাফের মধ্যেকার 120 mm of Hg প্রেসারকে প্রতিরোধ বা নিউট্রাল করতে পারছে, এবং সেই মুহূর্তে আর্টারীটা খুলে যাচ্ছে এবং আর্টারীর মধ্যদিয়ে রক্ত প্রবাহিত হচ্ছে। আবার পরের মুহুর্তে, যখনই লেফট ভেনট্রিকলের ডায়াস্টোল (বা প্রসারন) হচ্ছে, তখন আর্টারিতে রক্ত ডুকছেনা, এবং আর্টারীর প্রেসার কম থাকছে। ফলে, তখন বাইরের রাবারের কাফের 120 mm of Hg প্রেসারে আর্টারীটা বন্ধ হয়ে যাচ্ছে, এবং রক্ত আর্টারীর মধ্য দিয়ে আর প্রবাহিত হতে পারছে না। অর্থাৎ, যখন বাইরের রাবারের কাফের মধ্যেকার প্রেসার 120 mm of Hg থাকছে, তখন ব্রেকিয়াল আর্টারী দিয়ে একবার রক্ত প্রবাহিত হচ্ছে, এবং পরের মুহূর্ত হচ্ছে না। সেইজন্য, স্টেথোসকোপের মধ্য দিয়ে কানে 'একবার টক – একটা গ্যাপ - আবার টক' শব্দ শোনা যাচ্ছে। অতএব, এইটা (অর্থাৎ 120 mm of Hg) ব্রেকিয়াল আর্টারীর মধ্যে, এই মুহূর্তে সর্বচ্চো প্রেসার বলে, একে আমরা এই মুহূর্তে সিস্টোলিক ব্লাড প্রেসার বলছি।

আবার ধরা যাক, যখন লেফট ভেনট্রিকলের সিস্টোলের ফলে, রক্ত আর্টারীতে ডোকে, তখন আর্টারীর সর্বচ্চো প্রেসার উঠে গেল 140 mm of Hg. অতএব, যখন পারদের স্তম্ভ বা ঘড়ির কাঁটা নীচের দিকে নামতে নামতে 140 mm of Hg দাগের কাছে আসবে, অর্থাৎ যখন রাবারের

কাফের প্রেসার কমতে কমতে 140 mm of Hg হবে, তখনই ব্রেকিরাল আর্টারীর একবার খোলা ও একবার বন্ধ হোয়া শুরু করবে, এবং ওর মধ্যদিয়ে দমকে দমকে রক্ত প্রবাহ হওয়া শুরু হবে, আর তখনই আমরা 'টক – একটা গ্যাপ – এবং আবার টক' শব্দ শুনতে পাবো। অতএব, সেই মুহূর্তে সিস্টোলিক ব্লাড প্রেসার হলো 140 mm of Hg।

এখন, আমরা ব্যাখ্যা করবো, যেই মুহূর্তে 'টক – গ্যাপ - টক' শব্দটা আর শোনা যায় না, সেই মুহূর্তে রাবারের কাফের মধ্যেকার প্রেসার, যেটা পারদ স্তম্ভের উচ্চতা বা ঘড়ির কাঁটা নির্নয় করে দেয়, তাকে কেন আমরা ডায়াস্টোলিক ব্লাড প্রেসার বলি। ধরাযাক, যখন পারদের স্তম্ভের উচ্চতা বা ঘড়ির কাঁটা 120 বা 140 mm of Hg তে ছিল, তখন আমরা 'টক – গ্যাপ - টক' শব্দ প্রথম শুনতে পেলাম এবং এইটাই হলো তখনকার সিস্টোলিক ব্লাড প্রেসার এবং কেন, উপরেই আমরা তার ব্যাখ্যা করেছি। এখন, রাবারের কাফের মধ্য থেকে বাতাস বার করে, কাফের মধ্যেকার প্রেসার আরো কমাচ্ছি। পারদ স্তম্ভের উচ্চতা বা ঘড়ির সুচক ও আরো নীচে নামছে, এবং, "টক - টক" শব্দ আমরা আরো পরিষ্কার করে কনটিনিউয়াসলি (continuously) শুনতে পাচ্ছি। এবার, ধরা যাক, যখন পারদের স্তম্ভ বা ঘড়ির সুচক 80 mm of Hg দাগের কাছে এলো, তখনই ঐ "টক – টক" শব্দটা আমরা আর শুনতে পেলাম না, বা আস্তে আস্তে হালকা হওয়া শুরু করে, একটু পরেই মিলিয়ে গেল। এখন, আমরা এই 80 mm of Hg প্রেসারকে বলবো ডায়াস্টোলিক ব্লাড প্রেসার। এখন, ব্যাখ্যা করবো, এই 80 mm of Hg প্রেসার কে, আমরা কেন ডায়াস্টোলিক ব্লাড প্রেসার বললাম।

এর ব্যাখ্যাটা খুবই সহজ। 140 বা 120 mm of Hg, যাকে আমরা সিস্টোলিক ব্লাড প্রেসার বলছিলাম, তার নীচে যখন রাবারের কাফের প্রেসার কমছিল, তখনও ব্রেকিয়াল আর্টারীটা পর্যাক্রমে সম্পূর্ন ভাবে একবার খুলছিল, এবং সম্পূর্ন ভাবে একবার বন্ধ হচ্ছিল। সেইজন্য, আমরা "টক – গ্যাপ – টক" শব্দ আমাদের কানে স্টেথোসকোপ দিয়ে শুনতে পাচ্ছিলাম। কিন্তু, যখনই কাফের মধ্যেকার প্রেসার কমতে কমতে 80 mm of Hg হয়ে গেল, তখনই ব্রেকিয়াল আর্টারীর বাইরের চারিদিকের প্রেসার ও 80 mm of Hg হয়ে গেল, এবং তখনই আর্টারীর মধ্যেকার সর্বনিম্ন প্রেসার, আর্টারীর বাইরের প্রেসারের সঙ্গে সমান হয়ে গেল। ফলে, আর্টারীটা তখন সব সময়ই

খোলা থাকলো। পর্যাক্রমে, একবার খোলা এবং একবার বন্ধ হলো না। ফলে, ব্রেকিয়াল আর্টারীর মধ্যদিয়ে তখন রক্ত প্রবাহ কনটিনিউয়াস এবং স্বাভাবিক হয়ে গেল। সেইজন্য, আমরা তখন আর স্টেথোসকোপের মধ্য দিয়ে কানে ঐ "টক – টক" শব্দটা শুনতে পেলাম না। এই সময়, মানে আর্টারীর এই সর্বনিম্ন প্রেসারের সময়, লেফট ভেনট্রিকলটা ডায়াস্টোল অবস্থায় থাকে, এবং লেফট ভেনট্রিকল থেকে কোন রক্ত আর্টরিতে ঢোকে না। সেইজন্য, লেফট ভেনট্রিকলের ডায়াস্টোলের সময়, আর্টারীর এই সর্বনিম্ন প্রেসারকে বলা হয় ডায়াস্টোলিক ব্লাড প্রেসার।

এখন, এই সিস্টোলিক এবং ডায়াস্টোলিক ব্লাড প্রেসারের ব্যাখ্যাটা, আমরা আর একটু অন্যভাবে বোঝার চেষ্টা করবো। প্রথমে, আমরা আমাদের মনের মধ্যে তিনটে ছবি আঁকবো (ছবি – 7), এবং ধরলাম রোগীর সিস্টোলিক ব্লাড প্রেসার হলো 120 mm of Hg. এবং ডায়াস্টোলিক ব্লাড প্রেসার হলো 80 mm of Hg.

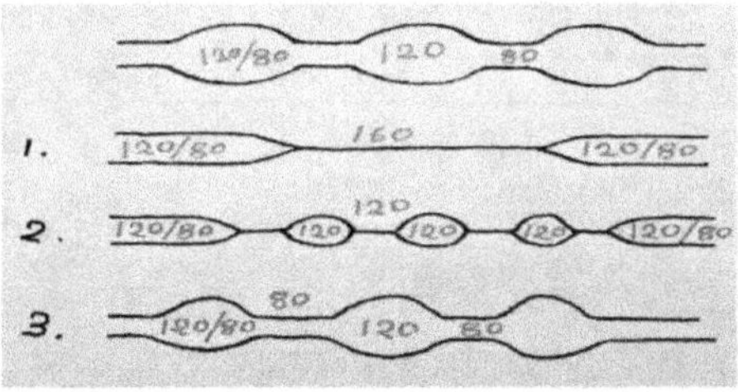

ছবি - 7

ছবি – 1 : এখানে, ব্রেকিয়াল আর্টারীর বাইরের প্রেসার বা স্ফিগমো-ম্যানোমিটারের মধ্যেকার প্রেসার হলো 160 mm of Hg। কিন্তু, আর্টারীর মধ্যেকার সর্বচ্চো প্রেসার হলো 120 mm of Hg, এবং আর্টারীর মধ্যেকার সর্বনিম্ন প্রেসার হলো 80 mm of Hg। অতএব, এখানে আর্টারীটা সবসময়ের জন্য বন্ধ থাকবে। কারন, আর্টারীর বাইরের প্রেসার, আর্টারীর মধ্যেকার সর্বচ্চো প্রেসারের থেকে বেশী। সেইজন্য, ব্রেকিয়াল আর্টারীটা সবসময়ের জন্য বন্ধ থাকবে, এবং আর্টারী দিয়ে কোন রক্ত প্রবাহ হবে না।

ফলে, এই মুহূর্তে স্টেথোসকোপ দিয়ে কানে কোন “টক – টক” শব্দ শোনা যাবে না।

ছবি – 2 : এখানে, ব্রেকিয়াল আর্টারীর বাইরের প্রেসার হলো 120 mm of Hg। এখন, লেফট ভেন্ট্রিকলের সিস্টোলের সময়, যখন রক্ত লেফট ভেন্ট্রিকল থেকে আর্টারীর মধ্যে ডুকবে, এবং যখন ব্রেকিয়াল আর্টারীর মধ্যেকার সর্বচ্চো প্রেসার ও 120 mm of Hg হয়ে যাবে কেবল তখনই আর্টারীটা খুলে যাবে। ফলে, আর্টারীর মধ্যদিয়ে রক্ত প্রবাহ শুরু হবে। কিন্তু, লেফট ভেনট্রিকলের ডায়াস্টোলের সময়, যখন রক্ত লেফট ভেন্ট্রিকল থেকে আর্টারীর মধ্যে ডুকবে না, তখন ব্রেকিয়াল আর্টারীর সর্বনিম্ন প্রেসার 80 mm of Hg হবে, এবং বাইরের প্রেসার বেশী (120mm of Hg) থাকার জন্য, আর্টারীটা বন্ধ হয়ে যাবে এবং আর্টারী দিয়ে কোন রক্ত প্রবাহ হবে না। ফলে, বাইরের প্রেসার যখন 120 mm of Hg থাকবে, তখন আর্টারীটা একবার খুলবে এবং একবার বন্ধ হবে, এবং আর্টারীর মধ্যদিয়ে দমকে দমকে একবার রক্ত প্রবাহ হবে, একবার হবে না। ফলে, বাইরের প্রেসার যখন 120 mm of Hg থাকবে, তখন স্টেথোস্কোপের মধ্যদিয়ে আমরা আমাদের কানে “টক – গ্যাপ – টক” শব্দ শোনা শুরু করবো এবং ঐ 120 mm of Hg তখন হবে সিস্টোলিক ব্লাড প্রেসার।

ছবি – 3 : এখানে, রবারের কাফ থেকে বাতাস বার করে দেবার জন্য, আর্টারীর বাইরের প্রেসার 80 mm of Hg হয়ে গেছে। এখন, লেফট ভেন্ট্রিকলের সিস্টোলের সময়, আর্টারীর মধ্যেকার সর্বচ্চো প্রেসার যখন 120 mim of Hg হবে, তখন ও আর্টারীটা খোলা থাকবে, এবং লেফট ভেন্ট্রিকলের ডায়াস্টোলের সময় যখন আর্টারীর মধ্যেকার সর্বনিম্ন প্রেসার ও 80 mm of Hg হয়ে যাবে, তখন ও আর্টারীটা খোলা থাকবে। ফলে, ব্রেকিয়াল আর্টারীটা এখন আর, একবার খোলা এবং একবার বন্ধ হওয়া হবে না, এবং আর্টারীর মধ্যদিয়ে সবসময় (কনটিনিউয়াসলি) রক্ত প্রবাহ হতে থাকবে। ফলে, এই 80 mm of Hg প্রেসারে এসে, আমরা আর “টক – টক” শব্দ শুনতে পাবো না। ফলে, এটাই হবে এখন ডায়াস্টলিক ব্লাড প্রেসার।

এতক্ষন, আমরা আলোচনা করছিলাম, ম্যানুয়াল পদ্ধতিতে, স্ফিগমো-ম্যানোমিটার এবং স্টেথোসকোপের সাহায্য নিয়ে, আমরা আমাদের হাত,

চোখ ও কান ব্যাবহার করে, কেমন ভাবে ব্লাড প্রেসার মাপছিলাম। এখন আমরা আলোচনা করবো i) এই স্ফিগমো-ম্যানোনিটার এবং স্টেথোসকোপের সাহায্য ছাড়া, অটোম্যাটিক পদ্ধতিতে, ইলেকট্রনিক যন্ত্রের সাহায্য নিয়ে, কিভাবে ব্লাড প্রেসার মাপা হয়, ও তার নীতি (প্রিনসিপ্যাল), এবং ii) এই অটোম্যাটিক পদ্ধতিতে ব্লাড প্রেসার মাপার সুবিধে ও অসুবিধে। এখানে, ব্লাড প্রেসার মাপার পদ্ধতি নিয়ে আলোচনার কিছুই নেই। কারন আগের প্রোসিডিওরের মতন, এখানেও একটা রাবারের কাফ হাতের বাহু অংশের বাইরের চারিদিকে জড়িয়ে দেওয়া হয়, এবং ঐ রাবারের কাফ থেকে বেরিয়ে আসা, একটা পাইপের সাহায্যে, ঐ রাবারের কাফটাকে একটা ডিজিটাল ইলেকট্রনিক মেসিনের সঙ্গে যোগ করে দেওয়া হয়। এখন, ঐ মেসিনের সুইচটা টিপে দিলে, কয়েক সেকেন্ডের মধ্যে মেসিনের স্ক্রিনে সিস্টোলিক এবং ডায়াস্টোলিক উভয় ব্লাড প্রেসারেরই মান ফুটে উঠে। যেহেতু, এখানে একজন পরীক্ষককে কিছুই করতে হয় না, স্বংক্রিয় ভাবে সব কিছুই ঘটতে থাকে, সেইজন্য একে অটোম্যাটিক প্রোসিডিওর বলা হয়, এবং এখানে বিদ্যুত ও সফটওয়্যারের সাহায্য নেওয়া হয় বলে, একে ইলেকট্রনিক আখ্যা ও দেওয়া হয়।

এবারে, এই অটোম্যাটিক ইলেকট্রনিক ব্লাড প্রেসার মাপার মেশিন সম্বন্ধে, কিছু কথা আমরা জানবো। ছবি – ৪। এখানেও একটা রাবারের কাফ (cuff) কাপড়ের ব্যাগের মধ্যে ঢোকানো থাকে, এবং এটাকে হাতের বাহু অংশের বাইরের চারিদিকে শক্ত করে জড়িয়ে দেওয়া হয়। ঐ রাবারের কাফ (cuff) থেকে একটা টিউব বেরিয়ে এসে মেশিনের সঙ্গে যুক্ত হয়। মেশিনের সুইচ টিপলে বা মেশিনটাকে 'অন' করলে, মেশিন অটোম্যাটিক্যালি ঐ রাবারের কাফের মধ্যে বাতাস পাম্প করে, ঐ কাফের ভেতরের প্রেসার বাড়াতে থাকে, এবং কাফের ভেতরের ঐ প্রেসার মাপতে ও থাকে, এবং তার সঙ্গে অটোম্যাটিক্যালি মেশিন সেন্স ও করতে থাকে (বুঝতে থাকে) যে, আর্টারীটা সম্পূর্ন ভাবে বন্ধ হলো কিনা। যতক্ষন না আর্টারীর মধ্যে রক্ত প্রবাহ সম্পূর্ন ভাবে বন্ধ হচ্ছে, ততক্ষন কিন্তু মেশিন বাতাস পাম্প করে, রাবারের কাফের ভেতরের প্রেসার বাড়াতে থাকবে। যখন মেশিন সেন্স করবে (বুঝতে পারবে) যে, কাফের মধ্যে প্রেসার যথেষ্ট এবং আর্টারীর মধ্যে রক্তের প্রবাহ সম্পূর্ন ভাবে বন্ধ হয়ে গেছে, তখন মেশিন আর রাবারের কাফের মধ্যে বাতাস পাম্প করে, কাফের মধ্যেকার প্রেসার

বাড়াবে না। এরপর, ইলেকট্রনিক মেশিন অটোম্যাটিক্যালি, তার মধ্যে থাকা ভালব খুলে দেবে এবং কাফ থেকে বাতাস বার করে, কাফের মধ্যেকার প্রেসার কমাতে থাকবে।

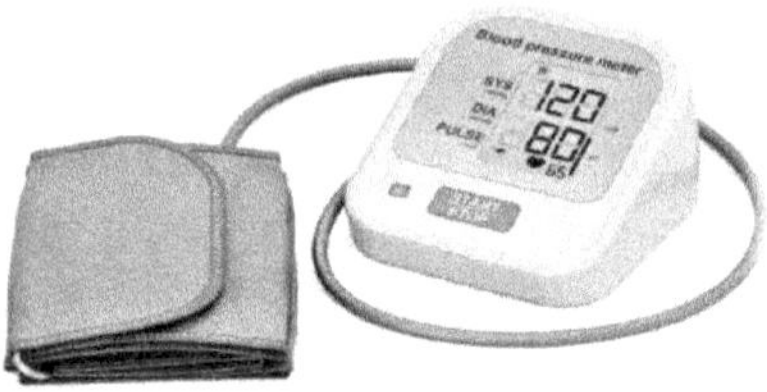

ছবি - ৪

ঠিক আগের মতন, রাবারের কাফের ভেতরকার প্রেসার কমানোর সময়, যখনই কাফের ভেতরের প্রেসার আর্টারীর সর্বচ্চো বা সিস্টোলিক ব্লাড প্রেসারের সমান হবে, তখনই আর্টারীটা লেফট ভেনট্রিকলের সিস্টোলের সময় শুধু খুলবে, এবং আর্টারী দিয়ে রক্ত প্রবাহ হবে, এবং তার পরের মুহূর্তে, লেফট ভেনট্রিকলের ডায়াস্টোলের সময়, যখন আর্টারীর মধ্যেকার প্রেসার, বাইরের কাফের প্রেসারের থেকে কম হবে, তখন আর্টারীটা আবার বাইরের থেকে চাপ পেয়ে বন্ধ হয়ে যাবে, এবং তার সঙ্গে আর্টারীর ভেতর দিয়ে রক্তের প্রবাহ ও বন্ধ হয়ে যাবে। ফলে, যখন রাবারের কাফের ভেতরের প্রেসার আর্টারীর সিস্টোলিক ব্লাড প্রেসারের সমান হবে, তখন আর্টারীটা একবার খোলা ও একবার বন্ধ হবার জন্য, আর্টারীর দেওয়ালে যে কম্পন তৈরী হবে, তার জন্য রাবারের কাফের মধ্যেকার বাতাসে ও একটা কম্পন বা ওসিলেশান (oscillation) তৈরী হওয়া শুরু হবে। ইলেকট্রনিক মেশিন, রাবারের কাফের মধ্যেকার বাতাসের ঐ ওসিলেশান বা কম্পন শুরু হওয়াটাকে সেন্স করবে (বুঝবে), এবং ঐ সময় রাবারের কাফের প্রেসারটাকে সিস্টোলিক ব্লাড প্রেসার হিসাবে দেখাবে। এখানে, মেশিন কোন শব্দ সেন্স করবে (শুনবে) না।

এরপরে, ইলেকট্রনিক মেশিন অটোমেটিক্যালি রাবারের কাফের বাতাস বার করে, কাফের প্রেসার আরো কমাতে থাকবে, এবং সেন্স করতে থাকবে, কখন কাফের মধ্যে বাতাসের ওসিলেশান বা কম্পনটা বন্ধ হয়ে গেল। কাফের মধ্যের ঐ প্রেসারটাকে তখন মেশিন ডায়াস্টোলিক ব্লাড প্রেসার হিসাবে চিহ্নিত করবে। কারন, যখন রাবারের কাফের মধ্যেকার

বাতাসের প্রেসার, আর্টারীর ডায়াস্টোলিক ব্লাড প্রেসারের সমান হবে, তখন আর্টারীটা সব সময়ের জন্য খুলেই থাকবে, অর্থাৎ একবার খোলা এবং একবার বন্ধ হওয়া হবে না। ফলে, আর্টারীর দেওয়ালে তখন আর কোন কম্পন থাকবে না, এবং তার জন্য রাবারের কাফের মধ্যে অবস্থিত বাতাসেও আর কোন কম্পন বা ওসিলেশান হবে না। সেইজন্য, রাবারের কাফের মধ্যেকার যে প্রেসারের সময়, কাফের মধ্যেকার বাতাসের ওসিলেশান ও বন্ধ হয়ে যাবে, তাকে ডায়াস্টোলিক প্রেসার ধরা হয়। এই অটোম্যাটিক ইলেকট্রনিক মেশিনের সাহায্যে, রাবারের কাফের মধ্যেকার বাতাসের কম্পন বা ওসিলেশানকে চিহ্নিত করে, ব্লাড প্রেসার মাপার পদ্ধতিকে বলা হয় ওসিলোমেট্রি (oscillometry) পদ্ধতি। oscillation মানে হলো কম্পন। যেহেতু, এখানে মেশিন কোন শব্দকে সেন্স করে না, সেইজন্য একে auscaltatory method বলা হয় না, এবং যেহেতু এখানে কোন স্ফিগমো-ম্যানোমিটার ব্যাবহার হয় না, সেজন্য একে sphygmo-manometry method ও বলা হয় না।

অন্যদিকে, আগের স্ফিগমো-ম্যানোমিটার ও স্টেথোসকোপের সাহায্যে ব্লাড প্রেসার মাপার পদ্ধতিকে বলা হয় স্ফিগমো- ম্যানোমেটরি (sphygmo-manometry) পদ্ধতি। স্ফিগমো (siphygmo) মানে হলো পালসের ওঠা এবং নামা (rise and fall of pulse)। এখানে, আর্টারীর মধ্যেকার pulsatile blood flow থেকে উৎপন্ন শব্দ দ্বারা, ব্লাড প্রেসার মাপা হয় বলে, একে স্ফিগমো-ম্যানোমেটরি (sphygmo- manometry) পদ্ধতি বলা হয়। এই দুটো পদ্ধতিকে অর্থাৎ স্ফিগমো-ম্যানোমেটরি এবং ওসিলোমেটরি পদ্ধতি দুটোকে একসাথে বলা হয় নন-ইনভেসিভ পদ্ধতি (non-invasive procedure) এবং এই দুটো পদ্ধতিতে মাপা ব্লাড প্রেসার কে বলা হয় non-invasive blood pressure or NIBP। ইনভেসিভ (invasive) কথাটার মানে হলো প্রবেশ করা। যেহেতু, উপরে বর্ণিত দুটো ব্লাড প্রেসার মাপার পদ্ধতিতে, কোথাও শরীরে ছুঁচ ফোটানো হয়না, তাই এদের নন -ইনভেসিভ পদ্ধতি ও বলা হয়।

এই অটোম্যাটিক ইলেকট্রনিক পদ্ধতিতে, ব্লাড প্রেসার মাপার অনেক সুবিধে আছে, আবার অনেক অসুবিধেও আছে। প্রথমে, আমরা অটোম্যাটিক ইলেকট্রনিক পদ্ধতিতে ব্লাড প্রেসার মাপার সুবিধে গুলো নিয়ে একটু

আলোচনা করবো, তারপরে আমরা এই ইলেকট্রনিক পদ্ধতিতে ব্লাড প্রেসার মাপার অসুবিধে গুলো নিয়ে আলোচনা করবো। এই অটোম্যাটিক ইলেকট্রনিক পদ্ধতিতে, ব্লাড প্রেসার মাপার সুবিধে গুলো হলো, এই পদ্ধতি খুব সহজ, খুব কম খরচ, এবং কোন ডাক্তার বা টেকনিসিয়ান লাগে না। রোগী নিজেই, নিজের ব্লাড প্রেসার মেপে নিতে পারে। এটাই সবথেকে বড় সুবিধে। কোন কোন অটোম্যাটিক মেশিনে আবার টাইমার (timer) ও লাগানো থাকে। আমরা আমাদের ইচ্ছে মতন, সেই টাইমারে সময় ঠিক করে দিতে পারি, এবং মেশিন সেই সময় অনুসারে, একটা নির্দিষ্ট ইনটারভ্যালে, ব্লাড প্রেসার একাই মাপতে থাকে, এবং মেশিনের স্ক্রিনে সেই ব্লাড প্রেসারের মান ডিসপ্লে করতে থাকে। এই ইলেকট্রনিক মেশিনের আরো একটা সুবিধে হলো, প্রত্যেকটা মেশিন তার ইনটারনাল স্টোরে, সমস্ত ব্লাড প্রেসারের মান স্টোর করে রাখে, এবং পরে সেগুলো দেখে নেওয়া যায়।

এই অটোম্যাটিক মেশিনে ওসিলোমেট্রি পদ্ধতিতে ব্লাড প্রেসার মাপার অসুবিধে গুলো হলো: i) some oscillometric curves, which are buildup by the software of the machine, are difficult to read accurately by the reader of the machine itself, ii) oscillometry is very sensitive to the movements of hand, due to the band width of signals. So, the arm must be immobile during the measurement of blood pressure, and iii) the accuracy of measured systolic and diastolic blood pressure depends on the algorithm, used in the software of machine.

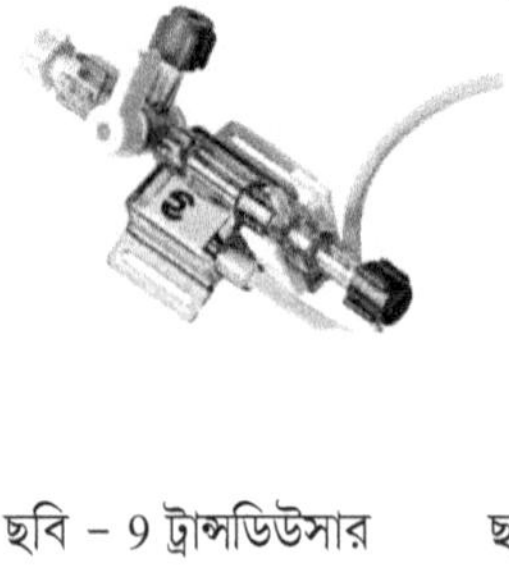

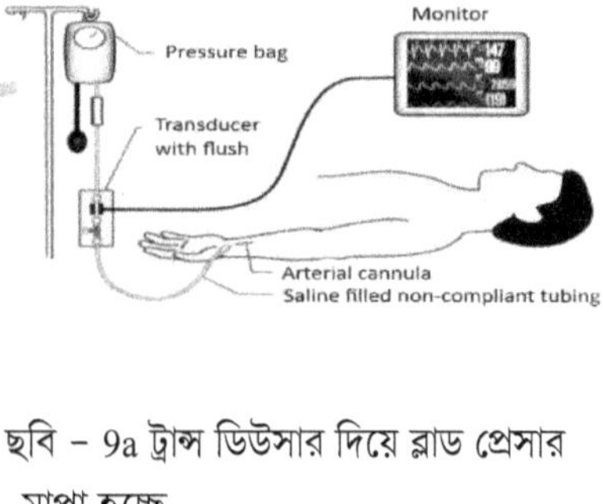

ছবি – 9 ট্রান্সডিউসার ছবি – 9a ট্রান্স ডিউসার দিয়ে ব্লাড প্রেসার মাপা হচ্ছে

আমরা আরো দুটো পদ্ধতিতে ব্লাড প্রেসার মাপতে পারি, এবং এই দুটো পদ্ধতি হলো: ডপলার (Doppler) পদ্ধতি, ও ট্রান্সডিউসার (Transducer) পদ্ধতি। ছবি – 9 এবং ছবি 9a shows the transducer instrument and the procedure of measuring blood pressure, by this transducer. These two blood pressure measuring procedures, i.e. the doppler and transducer procedure are very complicated procedures and, here in this small space, there is no scope to discuss these two complicated but very accurate procedures in details. Transducer procedure is used in cardiac surgery unit (open heart surgery unit) to measure BP directly from the lumen of artery and it shows BP, both systole and diastole, during every contraction (systole) and relaxation (diastole) of left ventricle.

শরীর বৃত্তীয় (physiological) কি কি কারনে আমাদের ব্লাড প্রেসার কম বা বেশী হয়

একজন সুস্থ লোকের, যিনি হাই-পার-টেনশান বা উচ্চ রক্ত চাপের রোগী নন তারও, কিন্তু বিভিন্ন কারনে, সারাদিনে ব্লাড প্রেসার কম বা বেশী হতে পারে। একজন সুস্থ লোকের, যিনি হাই-পার-টেনশান বা উচ্চ রক্ত চাপের রোগী নন তারও, সারাদিনে কি কি কারনে ব্লাড প্রেসার কম বা বেশী হতে পারে বা হয়, সেটা সবারই জেনে রাখা উচিত। তা না হলে, হাইপার-টেনশানের চিকিৎসায় অসুবিধে হতে পারে। কিন্তু, এখানে একটা কথা মনে রাখতে হবে যে, এই ফিজিওলোজিক্যাল ব্লাড প্রেসার ভেরিইয়েশানের সময়, ব্লাড প্রেসারের উপরের সীমা কিন্তু, হাইপার-টেনশানের definition এ উল্লেখিত, ব্লাড প্রেসারের নীচের সীমা কে ছাড়িয়ে, উপরে যাবে না। একজন সুস্থ লোকের ব্লাড প্রেসার, অর্থাৎ যিনি হাই-পার-টেনশান বা উচ্চ রক্ত চাপের রোগী নন তার ব্লাড প্রেসারের ওঠা বা নামা, ব্লাড প্রেসারের ফিজিওলোজিক্যাল সীমার (physiological range এর) মধ্যেই থাকবে। এবার আসি, শারীর বৃত্তীয় (physiological) কি কি কারনে, অর্থাৎ

স্বাভাবিক অবস্থায়, একজন সুস্থ লোকের, কি কি কারনে ব্লাড প্রেসার কম বা বেশী হয় :

1) বয়স (Age): বয়স বাড়ার সঙ্গে সঙ্গে, আমাদের সবার ব্লাড প্রেসার ও বাড়তে থাকে, এবং একজন ব্যাক্তি যখন 20 বছর বয়সে পৌঁচায়, তখন তার ব্লাড প্রেসার adult value reach করে। তারপরে, 40 বছর বয়সের পরে, ব্লাড প্রেসার তাড়াতাড়ি বাড়তে থাকে। বয়স বাড়ার সঙ্গে সঙ্গে, ব্লাড প্রেসার বাড়ার কারন হলো, বয়স বাড়ার সঙ্গে সঙ্গে আর্টারী গুলোর দেওয়াল, পুরানো পাইপের মতন শক্ত এবং ভঙ্গুর হতে থাকে। একে বলা হয় আর্টেরিওস-ক্লেরোসিস (arterios-clerosis)। আর্টেরিওস-ক্লেরোসিসের সঙ্গে, যখন ঐ আর্টারীর দেওয়ালে আবার ফ্যাট বা কোলেষ্টেরল জমতে থাকে, তখন তাকে বলা হয় আথেরোস-ক্লেরোসিস (atheros-clerosis). ছবি - 10 এবং 10a. একটা উদাহরণ দিলে ব্যাপারটা আরো পরিষ্কার হবে। যখন, একই ব্যাসার্ধের একটা শক্ত ও নন-ইল্যাসটিক পাইপ এবং অন্য আর একটা কম শক্ত বা ইল্যাসটিক (elastic) পাইপের মধ্য দিয়ে, একই পরিমাণ জলের প্রবাহ হতে থাকবে, তখন এটাই স্বাভাবিক যে শক্ত ও নন-ইল্যাসটিক পাইপের মধ্যে জলের প্রেসার বেশী থাকবে। এটাই হলো অর্থাৎ বয়স বাড়ার সঙ্গে সঙ্গে সমস্ত রক্ত নালী গুলো শক্ত এবং নন- ইল্যাসটিক হয়ে যাওয়াই বয়স বাড়ার সঙ্গে সঙ্গে ব্লাড প্রেসার বাড়ার কারন।

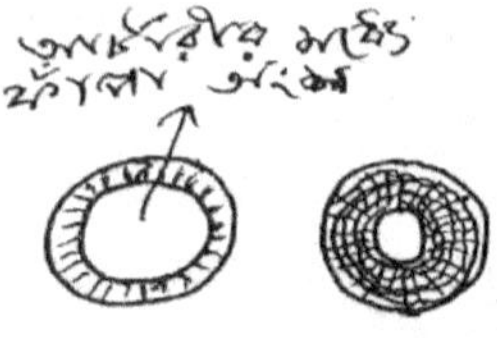

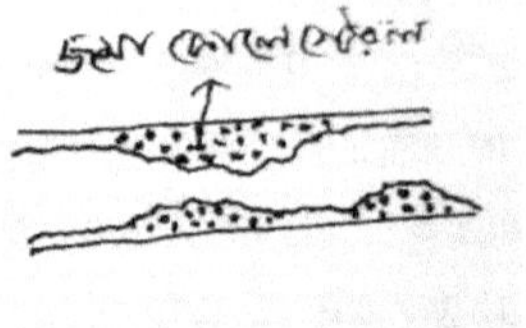

ছবি– 10 আর্টেরিওস-ক্লেরোসিস   ছবি– 10a আথেরোস-ক্লেরোসিস

2) লিঙ্গ (Sex): একই বয়সের একজন পুরুষ ও একজন মহিলার মধ্যে, পুরুষের ব্লাড প্রেসার, ঐ মহিলার থেকে বেশী হয়। অবশ্য, ঐ মহিলার মানোপজের (menopose) পর ঐ পার্থক্য আর থাকে না।

3) ঘুম (Sleep): কোন ব্যক্তি যখন জেগে থাকে, তখনকার থেকে, কোন ব্যাক্তি যখন ঘুমোয়, তখনকার ব্লাড প্রেসার কম হয়।

4) খাবার (Meal): দুপুরে এবং রাত্রিতে খাবার খাওয়ার পর ব্লাড প্রেসার বাড়ে।

5) মানসিক (Emotion): রাগ, হিংসা, ক্রোধ, ইত্যাদি ব্লাড প্রেসার বাড়ায়।

6) ব্যায়ম (Exercise): ব্যায়াম করার সময়, ব্লাড প্রেসার নিশ্চিত ভাবে বাড়ে। আইসোটোনিক (isotonic) ব্যায়ামে ব্লাড প্রেসার কম বাড়ে। কিন্তু আইসোমেট্রিক (isometric) ব্যায়ামে ব্লাড প্রেসার অনেকটাই বাড়ে। কিন্তু, হাইপার-টেনশানের definition এ উল্লেখিত, ব্লাড প্রেসারের নীচের সীমা কে ছাড়িয়ে, উপরে যাবে না।

7) তাপমাত্রা (Temperature): ঠান্ডাতে ব্লাড প্রেসার বাড়ে এবং গরমে ব্লাড প্রেসার কমে।

ব্লাড প্রেসার কোন কোন বিষয়ের উপর নির্ভর করে (Factors Determining Blood Pressure)

আমাদের আলোচনার মূল বিষয়, অর্থাৎ হাইপার-টেনশান বা উচ্চ রক্ত চাপ আলোচনার পূর্বে, একটু আগে আমরা ব্লাড প্রেসারের ফিজিওলজি নিয়ে আলোচনা করেছি এবং আরো একটু করবো। তারপর, ব্লাড প্রেসারের অসুখ বা হাইপার-টেনশান নিয়ে পূর্ণ আলোচনা করবো। কারন, প্রথমে ব্লাড প্রেসারের ফিজিওলজিটা একটু ভাল করে না বুঝলে, হাইপার-টেনশান বা উচ্চ রক্ত চাপটা ভাল করে বোঝা যাবে না। তার মানে, রক্তচাপ (blood pressure) জিনিসটা কি, সেটা আরো একটু ভালো করে না বুঝলে, উচ্চ রক্ত চাপ (high blood pressure) জিনিসটা ভাল করে বোঝা যাবে না।

এতক্ষন, আমরা আলোচনা করছিলাম i) ব্লাড প্রেসার জিনিসটা কি, ii) কোথায় কোথায় ব্লাড প্রেসার মাপা যেতে পারে, iii) কেমন ভাবে ব্লাড প্রেসার মাপা হয়, ইত্যাদি। এবারে, আমরা আলোচনা করবো i) কারডিয়ো-

ভাস্কুলার সিস্টেমের (cardio-vascular system এর) কোন কোন বিষয়ের (factors এর) উপর ব্লাড প্রেসারের ওঠা বা নামা নির্ভর করে, এবং ii) কেমন ভাবে একজন সুস্থ লোকের শরীরে এই ব্লাড প্রেসারের ওঠা বা নামা স্বংক্রিয় ভাবে নিয়ন্ত্রিত (রেগুলেটেড) হয়। প্রথমে, আমরা আলোচনা করবো, কারডিয়ো-ভাস্কুলার কোন কোন বিষয়ের উপর, আমাদের এই ব্লাড প্রেসারের ওঠা বা নামা র্নিভরশীল।

পদার্থ বিদ্যায় একটা ফর্মুলা আমরা জানি, যেটা যে কোন প্রবাহের (flow) ক্ষেত্রে ব্যাবহার করা হয়, এবং এই প্রবাহ যে কোন তরল পদার্থ, যেমন রক্ত ও হতে পারে, বা ইলেকট্রিসিটি ও হতে পারে। কিন্তু, আমরা এখানে রক্ত নালীর মধ্য দিয়ে, শুধু রক্তের প্রবাহের কথাই আলোচনা করবো। প্রবাহের এই ফর্মুলা হলো: প্রবাহ (Flow) = প্রেসার (Pressure) ÷ বাধা (Resistance), অথবা প্রেসার = প্রবাহ × বাধা। ছবি - 11

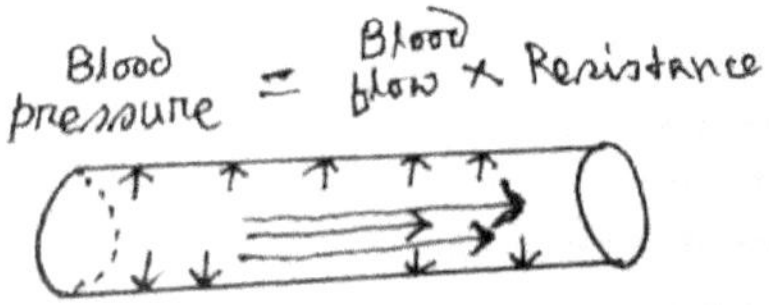

ছবি - 11

এখানে, প্রবাহের পরিমাণ বলতে, একটা আর্টারীর মধ্য দিয়ে এক মিনিটে, কতটা রক্ত প্রবাহিত হচ্ছে, সেটা বুঝবো এবং প্রেসার বলতে, ঐ রক্ত প্রবাহের জন্য, আর্টারীতে কতটা রক্ত চাপ তৈরী হলো, অর্থাৎ ব্লাড প্রেসার তৈরী হলো, সেটা বুঝবো। অবশেষে, আমরা বুঝবো, একটা রক্তনালীর মধ্যদিয়ে রক্তের প্রবাহের সময়, রক্তের প্রবাহকে সচল রাখার জন্য, কতটা বাধা (resistance) এই রক্ত প্রবাহকে (flow কে) অতিক্রম করতে হচ্ছে। কারন, কোন প্রবাহ হলে, অতিঅবশ্যই একটা বাধার তৈরী হয়, এবং সবসময় ঐ প্রবাহকে, ঐ বাধা অতিক্রম করে প্রবাহ চালিয়ে যেতে হয়। এটাই প্রকৃতির নিয়ম, এবং বাধা কমলে, প্রবাহ বাড়ে এবং বাধা বাড়লে, প্রবাহ কমে।

এবারে, আমরা একে একে পুরো ব্যাপারটা আলোচনা করবো। প্রথমে, আমরা আলোচনা করবো, একটা রক্তনালীর মধ্যদিয়ে কি পরিমাণ রক্ত প্রবাহ (flow) হচ্ছে, সেটা নিয়ে। এই প্রবাহ (flow) নিয়ে আলোচনার আগে, আমাদের একটা জিনিস বুঝতে হবে, সেটা হচ্ছে কার্ডিয়াক আউটপুট (cardiac output or CO)। প্রশ্ন হচ্ছে, এই কার্ডিয়াক আউটপুট (CO) জিনিসটা কি? এই কার্ডিয়াক আউটপুট হলো, 1 মিনিটে লেফট ভেনট্রিকল কতটা রক্ত পাম্প করে বাইরে বার করছে, তার পরিমান। ধরা যাক, লেফট ভেনট্রিকল একবার সংকোচন করলে 70 মিলি-লিটার (ml) রক্ত ওখান থেকে বেরিয়ে অ্যাওরটাতে আসে এবং তারপর ওর মধ্যদিয়ে প্রবাহিত হয় । অর্থাৎ, হার্টের একবার সংকোচনের ফলে, রক্তের প্রবাহ হলো 70 ml । আমরা একে বলি স্ট্রোক ভলিউম বা SV (stroke volume)।

এখন, আমাদের হার্ট রেট বা HR (heart rate) ধরা যাক ৪০ (আশি) প্রতি মিনিটে, অর্থাৎ 1 মিনিটে আমাদের হার্ট ৪০ (আশি) বার সংকোচন করছে। অতএব, 1 মিনিটে 70 × 80 = 5600 ml বা 5 থেকে 6 লিটার (L) রক্ত লেফট ভেনট্রিকল থেকে বেরিয়ে অ্যাওরটাতে ঢুকছে এবং সমস্ত রক্তনালীর মধ্যদিয়ে প্রবাহিত হচ্ছে। অতএব, সেই এক মিনিটে কার্ডিয়াক আউটপুট (CO) বা প্রবাহ 5 - 6 লিটার। অতএব, অ্যাওরটা বা যে কোন বড় আর্টারীর কোন একটা নির্দিষ্ট জায়গা দিয়ে 1 মিনিটে 5 - 6 লিটার রক্ত প্রবাহিত হয়ে যাচ্ছে। অতএব, আর্টারীর ঐ জায়গায় রক্ত প্রবাহের (flow) পরিমাণ হলো 5 - 6 লিটার প্রতি মিনিটে।

এখন, রক্তের প্রবাহের ঐ ফর্মুলা থেকে আমরা বুঝতে পারছি যে, প্রেসার এবং প্রবাহ অর্থাৎ ব্লাড প্রেসার এবং রক্তের প্রবাহ, যেটাকে আমরা কার্ডিয়াক আউটপুট (CO) দিয়ে বোঝাচ্ছি, তারা সরাসরি সমানুপাতিক (directly proportional)। তার মানে হলো, কোন আর্টারীর মধ্য দিয়ে যখন রক্তের প্রবাহ বাড়বে, তখন ব্লাড প্রেসার ও বাড়বে, এবং যখন রক্তের প্রবাহ কমবে বা CO কমবে, তখন ব্লাড প্রেসার ও কমবে।

এবারে, আরো একটু গভীরে যাওয়া যাক। দেখা যাক, একটা রক্তনালীর মধ্যদিয়ে, রক্তের এই প্রবাহ (বা CO) আবার কোন কোন বিষয়ের উপর নির্ভরশীল। আমরা আগেই বলেছি যে, রক্তের প্রবাহের

পরিমাণ বা কার্ডিয়াক আউটপুট (CO) = স্ট্রোক ভলিউম (SV) × হার্ট রেট (HR)। এই স্ট্রোক ভলিউম (SV) জিনিষটা কি, সেটা আমি আগেই বলেছি, এবং আবার বলছি। 1 বার (single) সংকোচনের ফলে, লেফট ভেনট্রিকল যতটা রক্ত পাম্প করে বার করে, তাকে বলা হয় স্ট্রোক ভলিউম (SV), এবং 1 মিনিটে লেফট ভেনট্রিকল যতটা রক্ত পাম্প করে বার করে, তাকে বলা হয় কার্ডিয়াক আউটপুট (CO)। এক মিনিটে লেফট ভেনট্রিকল যতবার সংকোচন করে, তাকে বলা হয় HR এবং CO = SV × HR. অতএব, CO বা একটা রক্তনালীর মধ্যদিয়ে রক্ত প্রবাহ প্রচন্ড ভাবে নির্ভরশীল SV এবং HR এর উপর।

এখন, আমাদের জানতে হবে, এই SV বা একবার লেফট ভেন্ট্রিকল সংকুচিত হলে, যতটা রক্ত বেরোয় তার পরিমাণ, আবার কার কার উপর নির্ভরশীল। এটা বোঝাবার জন্য, আমরা একটা জলের পাম্পের উদাহরন নেবো। ধরাযাক, একটা জলের পাম্প হার্টের মতন, দমকে দমকে জল পাম্প করছে বা বার করছে। এখন প্রশ্ন হলো, ঐ পাম্প প্রত্যেক দমকানিতে, যতটা জল পাম্প করে বার করে (অর্থাৎ ঐ পাম্পের SV), সেটা কার কার উপর নির্ভর করবে। উত্তর হলো, সেটা অর্থাৎ ঐ SV তিনটে জিনিসের উপর নির্ভর করবে এবং ঐ তিনটে বিষয় হলো : ক) সাকশান পাইপ দিয়ে কতটা জল পাম্পে ঢুকছে, খ) পাম্প থেকে ডেলিভারী পাইপ দিয়ে জল বেরুতে কতটা বাধা পাচ্ছে, এবং গ) পাম্পের নিজস্ব শক্তি (বা হর্স পাওয়ার) কতটা।

ঠিক সেই রকম ভাবে, একটা লেফট ভেনট্রিকলের স্ট্রোক ভলিউম (SV) নির্ভর করবে: ক) হার্টে কতটা রক্ত ডুকছে, যাকে আমরা বলি প্রি-লোড (pre-load), তার উপরে, খ) লেফট ভেনট্রিকল থেকে রক্ত বেরিয়ে অ্যাওরটাতে ডুকতে কতটা বাধা পাচ্ছে, যাকে আমরা বলি আফটার লোড (after load), তার উপরে, এবং সবশেষে গ) হার্টের মাংসপেশীর নিজস্ব সংকোচন করার ক্ষমতা, অর্থাৎ হার্টের মাংসপেশী কতটা শক্তিশালী, অর্থাৎ কতটা শক্তি নিয়ে হার্টের মাংসপেশী গুলো সংকুচিত হচ্ছে, যাকে আমরা বলি হার্টের ফোর্স অফ কনট্রাকশান (force of contraction), তার উপরে।

তাহলে, এখন সারমর্ম হলো, আমরা জানি CO নির্ভর করে SV এবং HR এর উপর। আবার, SV নির্ভর করে i) pre-load, ii) after-load and iii) force of contraction এর উপর। অতএব, একটা রক্তনালীর মধ্যদিয়ে রক্তের প্রবাহ বা flow বা CO নির্ভর করবে i) প্রি-লোড, ii) আফটার লোড, iii) ফোর্স অফ কনট্রাকশান, এবং iv) হার্ট রেটের উপর। প্রেসার প্রবাহের সঙ্গে সমানুপাতিক ভাবে বাড়ে বা কমে। অতএব, ব্লাড প্রেসার নির্ভর করবে i) হার্টের প্রি-লোড, ii) হার্টের আফটার লোড, iii) হার্টের ফোর্স অফ কনট্রাকশান, এবং iv) হার্ট রেটের উপর।

এবার ধরাযাক, কোন রোগীর সিভিয়ার ডাইরিয়া (severe diarrhoea) হয়ে শরীর থেকে প্রচুর জল বেরিয়ে গিয়ে রক্তের আয়তন (ব্লাড ভলিউম) কমে গেছে, অথবা কোন একটা অ্যাক্সিডেন্ট এর পর প্রচুর রক্তক্ষরনের (haemorrhage) ফলে, ঐ রোগীর ব্লাড ভলিউম খুব কমে গেছে। তাহলে, ঐ ব্যাক্তির হার্টের প্রি-লোড কমে যাবে → স্ট্রোক ভলিউম কমে যাবে → কার্ডিয়াক আউটপুট বা রক্তের প্রবাহ কমে যাবে → এবং অবশেষে ব্লাড প্রেসার কমে যাবে। এর চিকিৎসা হলো -- ইনট্রাভেনাস ফ্লুইড বা ব্লাড ট্রানসফিউশান, যাতে রক্তের আয়তন (বা ব্লাড ভলিউম) বাড়ে। এর ফল স্বরূপ, রক্তের আয়তন বাড়লে হার্টের প্রি-লোড বাড়বে → স্ট্রোক ভলিউম বাড়বে → কার্ডিয়াক আউটপুট বা রক্তের প্রবাহ বাড়বে → এবং অবশেষে ব্লাড প্রেসার ও বাড়বে।

এবার, ধরাযাক, কোন ব্যাক্তির হার্ট রেট (HR) কমে গেছে। তাহলেও, ওর কার্ডিয়াক আউটপুট (CO), যাকে আমরা রক্ত প্রবাহ হিসেবে ধরি, সেটা ও কমে যাবে। কারন, CO = SV × HR। ফলে, CO বা রক্ত প্রবাহ কমলে, ব্লাড প্রেসার ও কমে যাবে। এখন, এই হার্ট রেট কমে ব্লাড প্রেসার কমার চিকিৎসা হলো, অ্যাট্রোপিন ইনজেকশান দিয়ে হার্ট রেট (HR) বাড়ানো। HR কেন কমলো, তার বিশদ ব্যাখ্যা এখানে দেওয়া সম্ভব নয়। অ্যাট্রোপিন ছাড়া ও হার্ট রেট বাড়াবার জন্য ওরসিপ্রেনালিন (orchiprenaline), অ্যাড্রেনালিন (adrenaline), ইত্যাদি ইনজেকশান দেওয়া যেতে পারে। কিন্তু, সেটা হার্ট রেট (HR) কমে যাবার কারন বুঝে।

আবার ধরা যাক, কোন ব্যাক্তির হার্টের ইলেকট্রিক্যাল ব্লক (বা conduction block) থাকার জন্য, তার হার্ট রেট সবসময় 40 প্রতি মিনিটের নীচে থাকছে এবং মাঝে মাঝে ঐ হার্ট রেট আরো কমে যাচ্ছে, এবং তখন রোগীর ব্রেনে রক্ত প্রবাহ আরো কমে যাচ্ছে। ফলে, রোগী তখন মাঝে মাঝে অঙ্গান হয়ে যাচ্ছে। এর চিকিৎসা হলো পেস মেকার (pace maker) লাগানো এবং হার্ট রেটকে 60 প্রতি মিনিটের নীচে নামতে না দেওয়া। এখান থেকে আমরা বুঝতে পারি, ব্লাড প্রেসার রক্ত প্রবাহের উপর কতটা নির্ভরশীল এবং এই রক্ত প্রবাহ আবার হার্ট রেটের উপর কতটা নির্ভরশীল।

আবার ধরা যাক, কোন কারনে হার্টের মাংস পেশী গুলো খুব দুর্বল হয়ে গেছে। তাহলে, হার্টের ঐ অসুস্থ মাংস পেশী গুলোর সংকোচন করার ক্ষমতা, যাকে আমরা ফোর্স অফ কনট্রাকশান (force of contraction) বলে থাকি, সেটা কমে যাবে। ফলে, হার্টের স্ট্রোক ভলিউম (stroke volume) অর্থাৎ হার্ট একবার সংকোচন করলে যতটা রক্ত প্রধান ধমনীতে পাঠায় তার পরিমাণ, কমে যাবে। ফলে, ঐ রোগীর কার্ডিয়াক আউটপুট (CO) ও কমে যাবে → প্রবাহ কমে যাবে → ফলে, ব্লাড প্রেসার ও কমে যাবে। এর চিকিৎসা হলো ইনট্রাভেনাস ইনফিউশানের (intravenous infusion) সাহায্যে আইনোট্রোপ ড্রাগস (inotrope drugs) দেওয়া। এই আইনোট্রোপ ওষুধ গুলোর কাজ হলো, হার্টের মাংস পেশীগুলোর ফোর্স অফ কনট্রাকশান (সংকোচন করার ক্ষমতা) বাড়ানো। দু টো বহুল প্রচলিত আইনোট্রোপস ওষুধের নাম হলো ডোপামিন (dopamine) এবং ডোবুটামিন (dobutamine)। এই ওষুধ গুলো ব্যাবহার করলে, হার্টের মাংস পেশীর সংকোচন ক্ষমতা বাড়ে → ফলে, স্ট্রোক ভলিউম বাড়ে → ফলে, রক্তের প্রবাহ বা কার্ডিয়াক আউটপুট বাড়ে ($CO = SV \times HR$)→ ফলে, ব্লাড প্রেসার বাড়বে।

আশা করি, এতক্ষনে বোঝাগেল, আমাদের ব্লাড প্রেসার (BP), ঐ রক্তের প্রবাহ (CO) বিষয়টার উপর কতটা নির্ভরশীল, এবং তার ব্যাখ্যা। এবারে, আমরা ব্যাখ্যা করবো, আমাদের ব্লাড প্রেসার (BP), রক্তের প্রবাহের সময় যে একটা বাধা বা রেজিসট্যান্স এর সৃষ্টি হয়, যাকে আমরা বলি আফটার লোড (after load), তার উপর কতটা, এবং কেমন ভাবে নির্ভর করে। পাইপের মতন, কোন রক্ত নালীর ভেতর দিয়ে, যখন কোন

তরল পদার্থের মতন রক্ত প্রবাহিত হতে থাকে, তখন রক্তনালীর মধ্যে, ঐ প্রবাহিত রক্তের জন্য, যে প্রেসারের (ব্লাড প্রেসারের) সৃষ্টি হয়, সেটা ঐ রক্তের প্রবাহের পরিমান বা CO (উপরে ব্যাখ্যা করা আছে) ছাড়া ও, রক্তনালীর দুটো বৈশিষ্ট্যের উপর খুব নির্ভরশীল। রক্তনালীর ঐ দুটো প্রধান বৈশিষ্ট্য হলো i) রক্তনালীর ব্যাসার্ধ (radius of blood vessels), এবং ii) রক্তনালীর দেওয়ালের ইলাসটিসিটি (elasticity of the wall of blood vessels) বা রক্তনালীর দেওয়ালের প্রসারিত হবার ক্ষমতা। যদি রক্তের প্রবাহের পরিমান একই থাকে, কিন্তু রক্তনালী বা পাইপের ব্যার্সাধ কমে যায়, তাহলে পাইপের মধ্যদিয়ে প্রবাহিত তরলের প্রেসার বাড়বে। অতএব, পাইপের মধ্যদিয়ে প্রবাহিত তরলের (রক্তের) প্রেসার, এবং পাইপের (রক্তনালীর) ব্যাসার্ধ, পরস্পরের সাথে অপরোক্ষভাবে সমানুপাতিক (indirectly proportional), অর্থাৎ একটা বাড়লে অন্যটা কমবে, এবং vice versa.

অ্যাওরটা থেকে আর্টারীগুলো উৎপন্ন হবার পর, বাইরের দিকে যত যেতে থাকে, ততই ওরা ক্রমশ ভাগ হতে হতে, ও সরু হতে থাকে এবং সরু হতে হতে (অর্থাৎ ব্যার্সাধ কমতে কমতে), অবশেষে ক্যাপিলারীতে পরিনত হয়। ক্যাপিলারীতে পরিণত হবার আগে, সরু সরু রক্তনালী গুলোকে বলা হয় আর্টেরিওল (arteriole)। এই আর্টেরিওল গুলোর মধ্যদিয়ে রক্তের প্রবাহের পরিমান, ওদের ব্যাসার্ধের থেকে অপেক্ষিক ভাবে অনেক বেশী থাকে, অর্থাৎ আরটেরিওল গুলোর মধ্যদিয়ে প্রবাহিত রক্তের পরিমানের থেকে, ওদের ব্যাসার্ধ অপেক্ষাকৃত অনেক কম থাকে। ফলে, ঐ আর্টেরিওল গুলোর মধ্যেকার ব্লাড প্রেসার, অন্যান্য আর্টারী গুলোর মধ্যেকার ব্লাড প্রেসারের থেকে, তুলনামূলক ভাবে অনেকটা বেশী থাকে। সেইজন্য, আমাদের সারা শরীরের এই আর্টেরিওল গুলোর মধ্যেকার সমষ্টিগত ব্লাড প্রেসার, আমদের হাতে যে ব্লাড প্রেসার মাপা হয়, তাকে প্রতিফলিত করে। এর অর্থ হলো, এই আর্টেরিওল গুলোর মধ্যেকার ব্লাড প্রেসার বাড়লে, আমরা হাতে যে ব্লাড প্রেসার মাপছি, তার মান বাড়বে, এবং vice versa। ব্লাড প্রেসার বাড়ানো বা কমানোর জন্য, ডাক্তার বাবুরা যে ওষুধ গুলো ব্যাবহার করেন, তাদের অধিকাংশই এই আর্টেরিওল গুলোর উপর কাজ করে, অর্থাৎ এই আরটেরিওল গুলোর ব্যাসার্ধ কমায় বা

বাড়ায়। ওষুধ দিয়ে আরটেরিওল গুলোর ব্যাসার্ধ কমালে, ব্লাড প্রেসার বাড়বে, এবং ওষুধ দিয়ে আরটেরিওল গুলোর ব্যাসার্ধ বাড়ালে, ব্লাড প্রেসার কমবে। কারন, কোন পাইপের মধ্যদিয়ে প্রবাহিত তরলের (রক্তের) প্রেসার, এবং পাইপের (রক্তনালীর) ব্যাসার্ধ, পরস্পরের সাথে অপরোক্ষভাবে সমানুপাতিক (indirectly proportional)।

আরো একটা মজার ব্যাপার হলো, এই আরটেরিওল গুলোর দেওয়ালে প্রচুর পরিমাণে অনৈচ্ছিক মাংস পেশী (smooth muscles) থাকে, যাদের সংকোচন ও প্রসারনের ফলে, ঐ আর্টেরিওল গুলোর ব্যাসার্ধ কম বা বেশী হয়, এবং ওদের মধ্যেকার ব্লাড প্রেসার যথাক্রমে বেশী বা কম হয়। ছবি - 12। এই অনৈচ্ছিক মাংস পেশী গুলো, অটোনোমিক নার্ভাস সিস্টেমের, সিমপ্যাথেটিক ডিভিশান দ্বারা নিয়ন্ত্রিত হয়। আমাদের হাত বা পায়ের ঐচ্ছিক মাংস পেশী গুলোর মতন, এরা (আরটেরিওল গুলোর দেওয়ালে অবস্থিত অনৈচ্ছিক মাংস পেশী গুলো) আমাদের ইচ্ছার দ্বারা নিয়ন্ত্রিত হয় না। ফলে, ডাক্তারীতে এদের ব্যাবহারিক প্রয়োগ ও খুব বেশী।

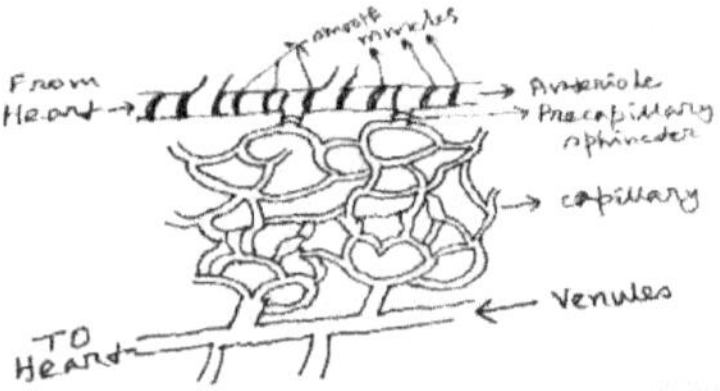

ছবি - 12

যখন, কোন কারনে, কোন রোগীর ব্লাড প্রেসার কমে যায়, তখন আমরা মেফেনটারমিন (mephentermine), এফিড্রিন (ephedrine), অ্যাডরেনালিন (adrenaline), নর-অ্যাডরেনালিন (nor- adrenaline), প্রভৃতি ইনজেকশান দিয়ে ব্লাড প্রেসার বাড়াই, যারা সিমপ্যাথেটিক নার্ভ ফাইবার গুলোকে উত্তেজিত (stimulate) করে, আর্টেরিওল গুলোর অনৈচ্ছিক মাংস পেশী গুলোকে সংকুচিত করায়, এবং আর্টেরিওল গুলোর ব্যাসার্ধ কমিয়ে দিয়ে, ওদের মধ্যে প্রবাহিত রক্তের প্রেসার বা ব্লাড প্রেসার বাড়িয়ে দেয়। ফলে, সামগ্রিক ভাবে রোগীর ব্লাড প্রেসার বেড়ে যায়। কারন, আগেই ব্যাখ্যা করা হয়েছে যে, আমরা হাতে যে ব্লাড প্রেসার দেখি, সেটা

সমগ্র কার্ডিওভাসকুলার সিস্টেমের প্রেসারের একটা প্রতিফলন, যেখানে প্রত্যেকটা আলাদা আলাদা জায়গার প্রেসার বিভিন্ন এবং এই সামগ্রিক ব্লাড প্রেসারের প্রধান অংশীদার হলো আর্টেরিওল গুলোর মধ্যেকার ব্লাড প্রেসার।

উল্টোদিকে, যখন আমরা কোন রোগীর, যার ব্লাড প্রেসার খুব বেশী, এবং তার প্রেসার কমানো খুব জরুরী মনে করি, তখন আরটেরিওলের ঐ অনৈচ্ছিক মাংস পেশী গুলোকে ওষুধ দিয়ে রিলাক্স (প্রসারিত) করিয়ে দেই। ফলে, আরটেরিওল গুলোর ব্যাসার্ধ বেড়ে যায়, এবং ওখানকার ব্লাড প্রেসার কমে যায়। সেইজন্য, রোগীর সামগ্রিক ব্লাড প্রেসার ও কমে যায়। যে ওষুধ গুলো, আরটেরিওলের ঐ অনৈচ্ছিক মাংস পেশী গুলোকে রিলাক্স বা প্রসারিত করিয়ে দিয়ে, কোন রোগীর ব্লাড প্রেসার কমায়, তারা হলো অ্যামলোডিপিন (amlodipine), নাইট্রোগ্লিসারিন, সোডিয়াম নাইট্রোপ্রুসাইড, প্রাজোসিন, হাইড্রালাজিন, প্রভৃতি। সবাই নিশ্চয়ই এই ওষুধ গুলোর নাম শুনে থাকবেন। কারন, এরা, বিশেষ করে অ্যামলোডিপিন, হাইপার-টেনশানের চিকিৎসায় মুড়ি মুড়কির মত ব্যাবহার হয়ে থাকে।

আমরা আগেই বলেছি, ব্লাড প্রেসার (pressure) দুটো বিষয়ের উপর নির্ভর করে এবং সেই দুটো বিষয় হলো - প্রবাহ (flow) এবং বাধা (resistance)। এই বাধা আবার দুটো বিষয়ের উপর নির্ভর করে এবং এই দুটো বিষয় হলো - রক্ত নালীর ব্যাসার্ধ এবং রক্ত নালী গুলোর দেওয়ালের ইলাসটিসিটি বা প্রসারন ক্ষমতা। ব্লাড প্রেসার রক্ত নালীর ব্যাসার্ধের উপর কেমন করে নির্ভর করে, সেটা একটু উপরেই আমরা আলোচনা করলাম।

এখন আমরা আলোচনা করবো, ব্লাড প্রেসার রক্ত নালী গুলোর দেওয়ালের ইলাসটিসিটি বা প্রসারণ ক্ষমতার উপর কেমন করে নির্ভর করে। একটা আর্টারীর দেওয়াল যত বেশী ইলাসটিক (elastic) হবে, অর্থাৎ যতই তার প্রসারন করার ক্ষমতা থাকবে, ততই সেই আর্টারীর মধ্যে ব্লাড প্রেসার কম থাকবে। অর্থাৎ ব্লাড প্রেসার আর্টারীর দেওয়ালের ইলাসটিসিটির সঙ্গে অপরোক্ষ ভাবে (indirectly) সমানুপাতিক (proportional)। তার মানে রক্তনালী গুলোর ইলাসটিসিটি বাড়লে, ব্লাড প্রেসার কমবে, এবং ইলাসটিসিটি কমলে (অর্থাৎ রক্তনালী গুলো পুরানো পাইপের মতন শক্ত হয়ে গেলে) ব্লাড প্রেসার বাড়বে।

বয়স বাড়ার সঙ্গে সঙ্গে, আমাদের সমস্ত আর্টারী গুলোর দেওয়াল, পুরানো পাইপের মতন শক্ত হতে থাকে, অর্থাৎ ইলাসটিসিটি (প্রসারন ক্ষমতা) কমতে থাকে, যেমন করে একটা রাবারের পাইপ পুরানো হয়ে গেলে, তার দেওয়াল শক্ত এবং ভঙ্গুর হয়ে যায় এবং অল্প বাঁকালেই মট করে ভেঙ্গে দু টুকরো হয়ে যায়। বয়স বাড়ার সঙ্গে সঙ্গে, আর্টারীর দেওয়ালের এই ইলাসটিসিটি কমে, আর্টারীর দেওয়াল গুলো শক্ত হয়ে যাওয়া কে, ডাক্তারি ভাষায় বলা হয় আর্টেরিওস-ক্লেরোসিস (arterios-clerosis)। এই আর্টেরিওস-ক্লেরোসিসের সঙ্গে, আর্টারীর দেওয়ালে যদি কোলেস্টেরল এবং অন্যান্য লিপিড জমা হতে থাকে, তখন তাকে বলা হয় আথেরোস-ক্লেরোসিস (Atheros-clerosis)। 40 বছরের পরে, আমরা যত হাইপারটেনশানের রোগী দেখি, তার 95%-98% কারন হলো এই আর্টেরিওসক্লেরোসিস, এবং আথেরোসক্লেরোসিস।

ব্লাড প্রেসারের নিয়ন্ত্রন (Regulation Of Blood Pressure)

এখন, আমরা আগের থেকে, আরো একটু কঠিন আলোচনা করবো, এবং এই আলোচনাটা খুবই জরুরী। কারন, এই আলোচনাটা না করলে, এই অধ্যায়ের পরবর্তী অংশে i) হাইপারটেনশান বা উচ্চ রক্তচাপ কেন হয়, এবং ii) তার চিকিৎসা কি ভাবে করা হয়, সেগুলো বোঝা যাবে না। এখন আমরা যে আলোচনাটা করবো, সেটা হলো ব্লাড প্রেসারের নিয়ন্ত্রন (বা রেগুলেশান অফ ব্লাড প্রেসার), অর্থাৎ আমাদের শরীরে অটোমেটিক্যালি, ব্লাড প্রেসার, তার স্বাভাবিক বা নরম্যালের উপরের এবং নীচের সীমার মধ্যে, কেমন ভাবে নিয়ন্ত্রিত হয়।

আরো একটু বুঝিয়ে বলা যাক। ধরা যাক, আমরা কেউ কিচ্ছুক্ষণ দৌড়লাম বা খুব কায়িক পরিশ্রম করলাম। তখন কি হয়? শরীরের সমস্ত কোষে, বিশেষ করে মাংসপেশীর কোষ গুলোতে রক্তের প্রবাহ বাড়াতে হয়। কারন, মাংসপেশীর কোষ গুলোর প্রচুর কাজের জন্য, প্রচুর শক্তির প্রয়োজন হয় → প্রচুর শক্তির জন্য, প্রচুর গ্লুকোজের মেটাবলিজিমের প্রয়োজন হয় → প্রচুর গ্লুকোজের মেটাবলিজিমের জন্য, প্রচুর গ্লুকোজ ও অক্সিজেনের

সরবরাহের প্রয়োজন হয় → প্রচুর গ্লুকোজ ও অক্সিজেনের সরবরাহের জন্য, প্রচুর রক্ত প্রবাহের প্রয়োজন হয়।

ফলে, সারা শরীরে রক্তের প্রবাহ বাড়লে, ব্লাড প্রেসার বাড়বে (আগেই ব্যাখ্যা করা হয়েছে)। কিন্তু, সুস্থ লোকেদের, যাদের হাইপার-টেনশান বা উচ্চ রক্ত চাপ নেই, তাদের প্রচুর পরিশ্রম করলেও ব্লাড প্রেসার বাড়ে না, নরম্যাল প্রেসারের উপরের এবং নীচের সীমার মধ্যে সীমাবদ্ধ থাকে। কারন, সুস্থ লোকেদের কিছু স্বংক্রিয় (automatic) ব্লাড প্রেসার রেগুলেটিং বা কনট্রোলিং মেকানিজিমস (regulating mechanisms) থাকে, যেগুলো প্রচুর পরিশ্রম করলেও ব্লাড প্রেসারকে বাড়তে দেয় না। আমরা, এখন, সেই স্বংক্রিয় ব্লাড প্রেসার রেগুলেটিং মেকানিজমস গুলো নিয়ে আলোচনা করবো। ফলে, পরবর্তী হাইপার-টেনশানের আলোচনার সময়, আমরা বুঝতে পারবো, এই স্বংক্রিয় রেগুলেটিং মেকানিজমস গুলো গন্ডগোল করার জন্য, অথবা ঠিক মতন কাজ না করার জন্য, একজন সুস্থ লোক কি ভাবে একজন হাইপার-টেনশানের বা উচ্চ রক্ত চাপের রোগীতে পরিনত হয়।

ব্লাড প্রেসার রেগুলেশানের জন্য যে সমস্ত স্বংক্রিয় রেগুলেটিং মেকানিজমস (পদ্ধতি) গুলো আছে, সে গুলোকে আমরা দু টো গ্রুপে ভাগ করতে পারি, এবং সেই দুটো গ্রুপ হোল: ক) দীর্ঘ্য মেয়াদী ব্লাড প্রেসার রেগুলেটোরি মেকানিজমস বা long term regulatory mechanism (LTRM), এবং খ) স্বল্প মেয়াদী ব্লাড প্রেসার রেগুলেটোরি মেকানিজমস বা short term regulatory mechanism (STRM)। এই LTRM এবং STRM বিষয় গুলো কি, সেটা বোঝাবার জন্য, আমরা একটা উদাহরন ব্যাবহার করবো। ধরা যাক, একটা চৌবাচ্চা আছে তাতে, একটা জল ঢোকাবার রাস্তা এবং একটা জল বেরোবার রাস্তা আছে, এবং চৌবাচ্চাতে সারাক্ষন জল ঢুকছে এবং জল বেরুচ্ছে। কিন্তু, এই দুটো রাস্তা এমন ভাবে রেগুলেট করা আছে যে, চৌবাচ্চাটা সবসময় 3/4 অংশ ভর্তি থাকছে, অর্থাৎ ব্লাড প্রেসারটা সবসময় একটা নির্দিষ্ট নরম্যাল জায়গায় অবস্থান করছে। এইটা, অর্থাৎ ঐ দু টো রাস্তা হচ্ছে দীর্ঘ মেয়াদী রেগুলেটরী মেকানিজম (LTRM)।

এবার, ধরাযাক, এই চৌবাচ্চাতে আরো একটা জল বেরোবার এর্মাজেন্সি রাস্তা আছে। কারন হঠাৎ করে যদি কেউ এই চৌবাচ্চাতে 10 বালতি জল ঢেলে দেয়, তাহলে ঐ অতিরিক্ত জল, ঐ এর্মাজেন্সি রাস্তা দিয়ে বেরিয়ে যাবে। অতএব, ঐ এমারজেন্সি রাস্তাটা হলো স্বল্প মেয়াদী রেগুলেটরী মেকানিজম (STRM)। এবারে, আলোচনা করা যাক, আমাদের শরীরে ব্লাড প্রেসার রেগুলেশানের জন্য কি কি দীর্ঘ্য মেয়াদী পদ্ধতি বা রেগুলেটরী মেকানিজম (LTRM), এবং কি কি স্বল্প মেয়াদী পদ্ধতি বা রেগুলেটরী মেকানিজম (STRM) গুলো আছে। প্রথমে, আমরা ব্লাড প্রেসারকে সবসময় একটা নরম্যাল লেভেলে রাখার জন্য, আমাদের শরীরে অবস্থিত দীর্ঘ্য মেয়াদী রেগুলেটরী মেকানিজমস (LTRM) গুলো নিয়ে আলোচনা করে নেবো।

ক) ব্লাড প্রেসার রেগুলেশানের জন্য দীর্ঘ মেয়াদী রেগুলেটরী মেকানিজমস (LTRMS): ব্লাড প্রেসার কে নরম্যাল লেভেলে রাখার জন্য (অর্থাৎ নরম্যাল রেঞ্জের উপরের এবং নীচের সীমার মধ্যে রাখার জন্য), দীর্ঘ্য মেয়াদী ব্লাড প্রেসার নিয়ন্ত্রনের (বা রেগুলেটোরি) প্রক্রিয়া গুলো হলো:

১) রেনিন – অ্যানজিওটেনসিন - সিস্টেম (Renin Angiotensin System or RAS):

এই রেনিন অ্যানজিওটেনসিন সিস্টেম (RAS) জিনিসটা কি বুঝতে গেলে, আমাদের একটা গল্প জানতে হবে, এবং সেই গল্পটা হলো - কিডনি থেকে রেনিন (renin) নামে একটা এনজাইম বার হয়। রক্তে একধরনের প্রোটিন থাকে, তার নাম হলো অ্যানজিওটেনসিনোজেন (angiotensinogen)। এই অ্যানজিওটেনসিনোজেন লিভার থেকে নিঃসৃত হয়। এখন, রেনিন এনজাইমটা এই অ্যাজিওটেনসিনোজেন নামক প্রোটিনটার উপর কাজ করে, এবং ঐ অ্যানজিওটেনসিনোজেন প্রোটিনটা কে ভেঙ্গে অ্যানজিওটেনসিন-1 (angiotensin-1 or AT-1) নামক একটা কেমিক্যালে পরিনত করে। ছবি – 13।

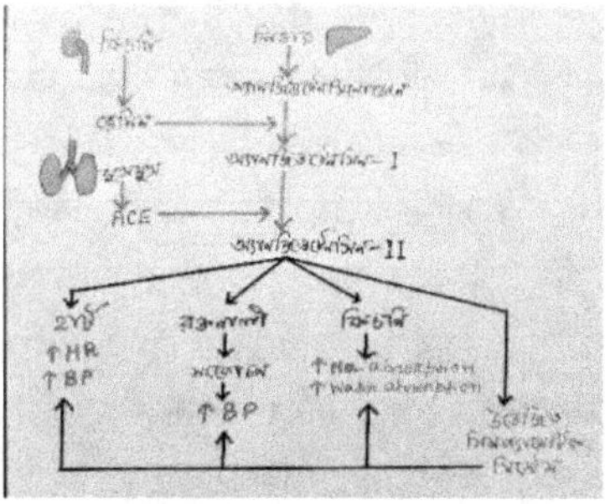

ছবি – 13 রেনিন অ্যানজিওটেনসিন সিস্টেম (RAS)

আমাদের শরীরে ফুসফুস এবং বিভিন্ন টিস্যুর মধ্যে যে ক্যাপিলারী (রক্তনালীর জালিকা) গুলো থাকে, তার সব থেকে ভিতরের স্তরে অবস্থিত, এন্ডোথেলিয়াম নামক একধরনের কোষে, অ্যানজিওটেনসিন কনভার্টিং এনজাইম (angiotensin converting enzyme or ACE) নামে আর একধরনের এনজাইম থাকে। এই ACE এনজাইমটা আবার অ্যানজিওটেনসিন - 1 (AT-1) কেমিক্যালটাকে কে ভেঙ্গে অ্যানজিওটেনসিন -2 (angiotensin-2 or AT-2) নামক অন্য আর একটা কেমিক্যালে পরিনত করে। আমাদের শরীরে এই অ্যানজিওটেনসিন-2 (AT-2) টাই হলো একটা খুব সবথেকে গুরুত্বপূর্ন কেমিক্যাল, এবং অনেক কিছু কাজ করে।

এই অ্যানজিওটেনসিন-2 (AT-2) কেমিক্যালটার কাজ গুলো হলো: ক) আমাদের শরীরের সমস্ত রক্তনালী গুলোকে সংকুচিত করা এবং ব্লাড প্রেসার বাড়িয়ে রাখা, খ) কিডনি থেকে সোডিয়াম শোষন করে, শরীরের সোডিয়ামের পরিমান বাড়িয়ে ঠিক রাখা (মানে ব্লাডে সোডিয়ামের পরিমাণ কমতে না দেওয়া) এবং ব্লাড প্রেসার কে উপরের দিকে বাড়িয়ে ঠিক রাখা (মানে ব্লাড প্রেসার কমতে না দেওয়া), গ) এডরেন্যাল গ্ল্যান্ড থেকে এলডোস্টেরন হরমোন নিঃসরন করা, যে কিডনি থেকে সোডিয়াম শোষন করে, শরীরের সোডিয়াম ব্যালন্স রক্ষা করে, এবং ঘ) সিমপ্যাথেটিক সিস্টেম কে উত্তেজিত (stimulate) করে ব্লাড প্রেসার বাড়িয়ে রাখা (মানে কমতে না দেওয়া)।

এই রেনিন অ্যানজিওটেনসিন সিস্টেম (RAS) আমাদের শরীরে একটা খুবই গুরুত্বপূর্ন সিস্টেম। পৃথিবীর মাধ্যাকর্ষন শক্তি যেমন সমস্ত বস্তুকে টেনে মাটিতে ফেলে এবং সেইজন্য কোন বস্তুকে, ঐ মাধ্যাকর্ষন শক্তি কাটিয়ে মাটি থেকে উপরে পাঠাতে হলে, যেমন একটা বিপরীত শক্তির প্রয়োজন হয়, ঠিক তেমনি আমাদের ব্লাড প্রেসারের অভিমুখ (direction) হচ্ছে সবসময় নীচের দিকে, অর্থাৎ কমের দিকে। এর অর্থ হলো, আমাদের ব্লাড প্রেসার সবসময় কমে যেতে চায়। রেনিন অ্যানজিওটেনসিন সিস্টেমের সেখানে অভিপ্রায় হলো, অ্যানজিওটেনসিন-2 (AT-2) কেমিক্যালটার দ্বারা, সবসময় ব্লাড প্রেসারকে, উপরের দিকে ঠেলে তুলে রাখা, বা বাড়িয়ে রাখা।

ডাক্তারীতে, হাইপারটেনশান চিকিৎসার জন্য, প্রধানত যে সমস্ত ওষুধ গুলো ব্যাবহৃত হয়, তারা সাধারনত এই রেনিন অ্যানজিওটেনসিন সিস্টেম (RAS) এর মাধ্যমে কাজ করে, এবং এই রেনিন অ্যানজিওটেনসিন সিস্টেমকে প্রশমিত করে তারা ব্লাডকে কমিয়ে রাখে। কারন, এই রেনিন অ্যানজিওটেনসিন সিস্টেম এর কাজ হলো ব্লাড প্রেসারকে বাড়িয়ে রাখা, এবং একে উত্তেজিত করলে ব্লাড প্রেসার আরো বেড়ে যায়। প্রচুর জানা বা অজানা কারনে, উচ্চ রক্ত চাপের রোগীদের ক্ষেত্রে এই রেনিন অ্যানজিওটেনসিন সিস্টেম উত্তেজিত অবস্থায় থাকে।

এই রেনিন অ্যানজিওটেনসিন সিস্টেম এর মাধ্যমে, যে দুটো ব্লাড প্রেসার কমানোর ওষুধের গ্রুপ আমাদের শরীরে কাজ করে, তারা হলো: ক) অ্যানাজিওটেনসিন কনভার্টিং এনজাইম ইনহিবিটার (angiotensin-converting enzyme inhibitor or ACEI) ওষুধের গ্রুপ, যেমন এনালাপ্রিল (enalapril), রামিপ্রিল (ramipril), লাসিনোপ্রিল (lasinopril), প্রভৃতি ওষুধ, এবং খ) অ্যানজিওটেনসিন রিসেপটর ব্লকার (angiotensin receptor blocker or ARB) ওষুধের গ্রুপ, যেমন টেলমিসারটান (telmisartan), লোসারটান (losartan) এবং ওলমিসারটান (olmesartan), প্রভৃতি ওষুধ।

এখন, এই ACEI গ্রুপের ওষুধ গুলো ACE যৌগটাকে কে নিষক্রিয় করে রাখে। ফলে, AT-1 নামক কেমিক্যালটা আর AT-2 কেমিক্যালে পরিনত হতে পারে না এবং AT-2 তৈরী হওয়া কমে যায়। AT-2 এর কাজ হলো, রক্তনালী গুলোকে সংকুচিত করে, ব্লাড প্রেসার বাড়িয়ে রাখা। ফলে,

AT-2 এর অভাবে, রক্তনালী গুলো আর সংকুচিত হতে পারে না এবং ব্লাড প্রেসার কমতে থাকে। অন্যদিকে, ARB গ্রুপের ওষুধ গুলো AT-2 কেমিক্যালটা তৈরী হওয়া কমায় না, কিন্তু AT-2 কেমিক্যালটা তৈরী হওয়ার পর, ওকে কাজ করতে দেয় না। কারন, AT-2 কেমিক্যালটা যে রিসেপটর গুলোর উপর কাজ করে, সেই রিসেপটর গুলোকে, ARB গ্রুপের ওষুধ গুলো, ব্লক করে দেয়। ফলে, AT-2 কেমিক্যালটা কাজ করতে অক্ষম হয়ে পড়ে। ফলে, ব্লাড প্রেসার কমতে থাকে।

২) সিমপ্যাথেটিক সিস্টেম (Sympathetic System):

আমরা আগেই আলোচনা করেছি যে, আমাদের সমস্ত শারীরবৃত্তীয় (physiological) কাজ কর্ম, আমাদের অটোনোমিক নার্ভাস সিস্টেম দ্বারা নিয়ন্ত্রিত হয়। আমাদের, এই অটোনোমিক নার্ভাস সিস্টেমের আবার দু টো ভাগ আছে - সিমপ্যাথেটিক সিস্টেম, এবং প্যারাসিমপ্যাথেটিক সিস্টেম। অটোনোমিক নার্ভাস সিস্টেমের, সিমপ্যাথেটিক ডিভিশানটা, আমাদের শরীরের সব কিছুকে বাড়িয়ে রাখতে চায়, যেমন হার্ট রেট, হার্টের মাংসপেশীর ফোর্স অফ কনট্রাকশান, ব্লাড প্রেসার, এলার্টনেস (alertness), ব্লাড সুগার, প্রভৃতি। অর্থাৎ সিমপ্যাথেটিক সিস্টেম একজন ব্যাক্তিকে সবসময় সজাগ এবং fighting অবস্থায় রাখে। অন্যদিকে, অটোনোমিক নার্ভাস সিস্টেমের, প্যারাসিমপ্যাথেটিক ডিভিশানটা, আমাদের সবকিছুকে কমিয়ে রাখতে চায়, যেমন হার্ট রেট, হার্টের মাংসপেশীর ফোর্স অফ কনট্রাকশান, ব্লাড প্রেসার, এলার্টনেস (alertness), ব্লাড সুগার, প্রভৃতি, যেমন করে মাধ্যাকর্ষন শক্তি সব কিছু কে টেনে মাটিতে ফেলতে চায়। স্বাভাবিক অবস্থায়, এই সিমপ্যাথেটিক নার্ভাস সিস্টেমটা, প্যারাসিমপ্যাথেটিক নার্ভাস সিস্টেমের থেকে, সবসময় বেশী সক্রিয় অবস্থায় থাকে, এবং আমাদের নরম্যাল ব্লাড প্রেসার এই বেশী সক্রিয় সিমপ্যাথেটিক ও কম সক্রিয় প্যারাসিমপ্যাথেটিক সিস্টেম এর ব্যালান্সের জন্য, 120/80 mm of Hg এর আশে পাশে ঘোরাফেরা করে।

ডাক্তারীতে, যে সমস্ত ওষুধ গুলো, এই সিমপ্যাথেটিক অটোনোমিক নার্ভাস সিস্টেমকে কিছুটা নিষক্রিয় করে ব্লাড প্রেসার কমায়, সেই ওষুধ গুলো হলো - প্রোপ্রানোলোল (propranolol), এটেনোলোল (atenolol),

মেটোপ্রোলোল (metoprolol), প্রাজোসিন (prazocin), প্রভৃতি। সিমপ্যাথেটিক সিস্টেম, দু ধরনের রিসেপটরের মাধ্যমে, তার কাজ গুলো সম্পাদিত করে, এবং এই দু ধরনের রিসেপটর হলো - বিটা (beta) এবং আলফা (alpha) রিসেপটরস। প্রথম তিনটে ড্রাগ (প্রোপ্রানোলোল, এটেনোলোল, এবং মেটোপ্রোলোল) সিমপ্যাথেটিক সিস্টেমের বিটা রিসেপটরস গুলোকে ব্লক বা নিষক্রিয় করে, সিমপ্যাথেটিক সিস্টেমকে নিষক্রিয় করে বলে, ওদের বিটা ব্লকারস বলা হয়। অন্যদিকে, চতুর্থ ড্রাগটা (মানে পাজোসিন), সিমপ্যাথেটিক সিস্টেমের আলফা রিসেপটর গুলোকে ব্লক করে, সিমপ্যাথেটিক সিস্টেমকে নিষক্রিয় করে বলে, ওকে আলফা ব্লকার বলা হয়।

৩) অ্যালডোস্টেরন সিস্টেম (Aldosterone System):

আমাদের শরীরে, প্রত্যেকটা কিডনির মাথার উপরে একটা করে গ্ল্যান্ড বসে থাকে, তার নাম হোল অ্যাডরেনাল গ্ল্যান্ড (adrenal gland)। এই অ্যাড্রেনাল গ্ল্যান্ড থেকে অ্যালডোস্টেরন নামক একধরনের হরমোন নিসৃত হয়। এই অ্যালডোস্টেরন হরমোনের কাজ হলো কিডনির রেনাল টিউবল থেকে সোডিয়াম (Na+) এবং জল শোষন করা। ফলে, এই ভাবে অ্যালডোস্টেরন হরমোন রক্তে সোডিয়ামের মাত্রা এবং রক্তের টোটাল আয়তন (total blood volume) উপরের দিকে বাড়িয়ে ঠিক রাখে, এবং ব্লাড ভলিউম ঠিক থাকলে ব্লাড প্রেসার ও ঠিক থাকে। হাইপারটেনশান রোগীদের ক্ষেত্রে এই অ্যালডোস্টেরন হরমোনের নিঃসরণ, একটু বেশীর দিকে থাকে। ফলে, রক্তে সোড়িয়ামের (Na+) পরিমাণ বাড়ে → ফলে, রক্তে জলের পরিমাণ বাড়ে → ফলে, রক্তের আয়তন (blood volume) বাড়ে → ফলে, ব্লাড প্রেসার বাড়ে। স্পাইরেনো-লেকটোন (spirenolactone) এবং এপলেরেনোন (eplerenone) নামক ওষুধ দুটো, এই অ্যালডোস্টেরন হরমোন কে নিষক্রীয় করে, ব্লাড প্রেসার কমাতে সাহায্য করে।

খ) ব্লাড প্রেসার রেগুলেশানের জন্য স্বল্পমেয়াদী রেগুলেটোরী মেকানিজমস (STRM)

এতক্ষন, আমরা বিভিন্ন দীর্ঘমেয়াদী ব্লাড প্রেসার রেগুলেটোরী পদ্ধতি গুলো নিয়ে আলোচনা করছিলাম, যারা সবসময় ব্লাড প্রেসার কে উপরের দিকে ঠেলে তুলে রাখতে চায়, এবং ব্লাড প্রেসারকে ওর নরম্যাল রেঞ্জের উপরের এবং নীচের সীমার মধ্যে ধরে রাখে। তার সঙ্গে, আমরা আরো আলোচনা করেছিলাম যে, একজন হাইপার-টেনশান রোগীর ব্লাড প্রেসার কমানোর জন্য যে সমস্ত ওষুধ ব্যাবহৃত হয়, তাদের কাজ করার পদ্ধতি (or mechanism of action)। এখন আমরা আলোচনা করবো, কিছু স্বল্পমেয়াদী ব্লাড প্রেসার রেগুলেটোরী পদ্ধতি, যারা আমাদের শরীরে ব্লাড প্রেসারকে, তাৎক্ষনিক নিয়ন্ত্রনে রাখার চেষ্টা করে।

অবশ্য, এই দীর্য্য এবং স্বল্প মেয়াদী ব্লাড প্রেসার রেগুলেটোরী পদ্ধতি গুলোর মধ্যে কিছু পার্থক্য আছে। দীর্ঘ্য মেয়াদী ব্লাড প্রেসার রেগুলেটোরী পদ্ধতি গুলো, আমাদের শরীরে 'সবসময়ের জন্য সক্রীয় থাকে, এবং কাজ করতে থাকে, যাতে ব্লাড প্রেসার একটা নরম্যাল লেভেলে থাকতে পারে। কোন ব্যাক্তির এই দীর্ঘ্য মেয়াদী ব্লাড প্রেসার রেগুলেটোরী পদ্ধতিগুলো খারাপ হয়ে গেলে, ব্লাড প্রেসার বাড়তে থাকে, এবং তখন ঐ ব্যাক্তি হাইপার-টেনশানের (বা উচ্চ রক্ত চাপের) রোগী হয়ে যায়। তবে, এখানে একটা কথা মনে রাখতে হবে যে, এই দীর্ঘ মেয়াদী ব্লাড প্রেসার রেগুলেটোরী পদ্ধতি গুলো যখন খারাপ হয়ে যায় বা mal-function করে, তখন ওরা (মানে, ঐ দীর্ঘ মেয়াদী ব্লাড প্রেসার রেগুলেটরী পদ্ধতি গুলো) কিন্তু সাধারনত কম সক্রিয় (less active) না হয়ে, অতিসক্রিয় (over active) হয়ে যায়। তাই ব্লাড প্রেসার বাড়তে থাকে।

অন্যদিকে, স্বল্পমেয়াদী ব্লাড প্রেসার রেগুলেটোরী পদ্ধতি গুলো সবসময়ের জন্য কাজ করে না। হঠাৎ করে যদি কোন কারনে, ব্লাড প্রেসার বেড়ে যায়, তখনই এই স্বল্প মেয়াদী ব্লাড রেগুলেটোরী পদ্ধতি গুলো কাজ করে, এবং তৎক্ষনাৎ ব্লাড প্রেসারকে নামিয়ে কন্ট্রোলে নিয়ে আসে। দীর্ঘ্য মেয়াদী ব্লাড প্রেসার রেগুলেশান পদ্ধতি গুলো, সঙ্গে সঙ্গে কাজ করতে পারে না, এবং তৎক্ষনাৎ ব্লাড প্রেসার কমাতে পারে না। স্বল্প মেয়াদী ব্লাড প্রেসার রেগুলেশান পদ্ধতি গুলো, সাধারনত একটাই নীতিতে কাজ করে, এবং সেই

নীতিটা হলো ব্যারো-রিসেপটার রিফ্লেকস (baro-receptor reflex), যেটা নীচে বর্ননা করা হলো।

ব্যারো-রিসেপটার রিফ্লেক্স (Baro-receptor Reflex) ঃ

ব্যারো (baro) কথাটার মানে হচ্ছে প্রেসার। বড় বড় আর্টারী, যেমন এওরটা বা কমন ক্যারটিড আর্টারী, বা সাব-ক্লেভিয়ান আর্টারী, প্রভৃতি আর্টারীর দেওয়ালের ভিতরের দিকের গায়ে কিছু free nerve endings থাকে। ছবি - 14। এরা এই সমস্ত বড় বড় আর্টারীর মধ্যেকার রক্তে কতটা প্রেসার আছে, সেটা সবসময় সেন্স করতে (বা মাপতে) থাকে। সেইজন্য, এই free nerve endings গুলোকে ব্যারো- রিসেপটর ও বলা হয়। বড় বড় রক্তনালীতে, শরীরের রক্তের প্রেসার সেন্স করার জন্য, এই রকম একটা খুব গুরুত্বপূর্ন জায়গা হলো, কমন ক্যারোটিড আর্টারীর ভাগ হবার ঠিক আগের অংশটা। কমন ক্যারোটিড আর্টারীর এই জায়গাটাতে একটা ফোলা মতন অংশ থাকে। সেইজন্য, কমন ক্যারোটিড আর্টারীর এই জায়গাটাকে বলা হয় ক্যারোটিড সাইনাস (carotid sinus)। এখানে, এই free nerve endings বা baro-receptors গুলো সংখ্যায় প্রচুর পরিমানে থাকে। সেইজন্য, রক্ত নালীর প্রেসার সেন্স করার জন্য, এটা একটা খুব সেনসেটিভ জায়গা। সেইজন্য, এই baro- receptor reflex কে sino aortic reflex ও বলা হয়, এবং এই স্বল্প মেয়াদী ব্লাড প্রেসার রেগুলেটোরী পদ্ধতিকে pressure buffer mechanism ও বলা হয়। বাফার (buffer) শব্দটার মানে হলো কমে গেলে বাড়িয়ে দেওয়া এবং বেড়ে গেলে কমিয়ে দেওয়া।

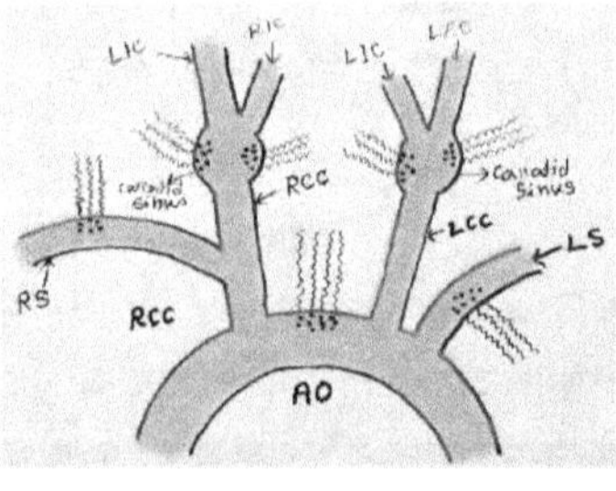

কখনো, কোন কারনে, হঠাৎ করে যদি কোন ব্যাক্তির ব্লাড প্রেসার বেড়ে যায়, তখন ঐ free nerve endings বা baro-receptors গুলো

উত্তেজিত হয়ে পড়ে, এবং ওখান থেকে প্রচুর পরিমাণে ইমপালস (impulse), বিভিন্ন নার্ভস বরাবর, ব্রেনে যেখানে কাড়িয়ো-ভাসকুলার সেন্টার (cardio-vascular centre) থাকে, যাকে ভেসোমোটর (vaso-motor) সেন্টার ও বলা হয়, সেখানে গিয়ে পৌঁচায়। তারপর, ব্রেনের ঐ হেড কোয়াটার থেকে, মানে কাড়িয়ো-ভাসকুলার সেন্টার থেকে, অন্যান্য নার্ভ ফাইবার বরাবর, হার্ট এবং রক্তনালী গুলোর উপর আদেশ আসে। হার্ট, তখন তার হার্ট রেট এবং কাড়িয়াক আউটপুট (এক মিনিটে হার্ট থেকে এ্যাওরটাতে রক্ত বেরিয়ে যাবার পরিমাণ) কমিয়ে দেয়। অধিকন্তু, সমস্ত রক্তনালী গুলোর দেওয়ালে, যে অনৈচ্ছিক মাংসপেশী (smooth muscles) গুলো থাকে, তাদেরকে রিলাক্স করিয়ে দেয়। ফলে, রক্তনালী গুলোর ব্যাসার্ধ বেড়ে যায়, এবং অবশেষে এই তিনটে ঘটনার (হার্ট রেট কমা, কাড়িয়াক আউটপুট কমা, এবং রক্তনালী গুলোর ব্যাসার্ধ বেড়ে যাওয়া) ফল স্বরূপ ব্লাড প্রেসার কমে যায়।

যখন আবার ব্লাড প্রেসার কমে যায়, তখন আবার ঐ free nerve endings গুলোতে ইমপালস তৈরী হওয়া কমে যায়। ফলে, বিভিন্ন নার্ভস বরাবর, তখন ব্রেনে আগের থেকে কম ইমপালস পৌঁচায়, এবং ব্রেন থেকে এতক্ষন হার্ট এবং রক্তনালীর উপর যে আদেশ গুলো এসে পৌঁচছিল, সে গুলো ও with draw হয়ে যায়। ফলে, রক্তনালীর দেওয়ালে অবস্থিত অনৈচ্ছিক মাংস পেশী গুলো (smooth muscles) আবার আগের সংকুচিত অবস্থায় ফিরে আসে। ফলে, রক্তনালী গুলোর ব্যাসার্ধ কমে যায় এবং ultimately আবার ব্লাড প্রেসার বেড়ে যায় এবং আগের জায়গায় ফিরে আসে। এইভাবে আমাদের শরীর, যেকোনো এর্মাজেন্সিতে, তাৎক্ষনিক ভাবে ব্লাড প্রেসার রেগুলেট করে।

দ্বিতীয় পর্ব

হাইপার-টেনশান (Hypertension) বা উচ্চ রক্তচাপ

এতক্ষন আমরা শুধু i) ব্লাড প্রেসার বা রক্ত চাপ কাকে বলে, ii) কি ভাবে এই ব্লাড প্রেসার মাপা হয়, iii) কি কি বিষয়ের উপর এই ব্লাড প্রেসার নির্ভর করে, এবং iv) আমাদের শরীরে কি ভাবে এই ব্লাড প্রেসার রেগুলেটেড বা নিয়ন্ত্রিত হয়ে, একটা নরম্যাল রেঞ্জের উপরের এবং নীচের সীমার মধ্যে সীমাবদ্ধ থাকে, এ সবই আলোচনা করলাম। এইবারে, আমরা এই হাইপার- টেনশান অধ্যায়ের দ্বিতীয় পর্বে, অর্থাৎ মূল পর্বে ডুকবো, যেখানে আমরা আলোচনা করবো ঃ i) হাইপার-টেনশান বা উচ্চ রক্তচাপ কাকে বলে অর্থাৎ হাইপার-টেনশানের definition, ii) এই হাইপার-টেনশান কেন হয় iii) হাইপার-টেনশানের শ্রেনীবিভাগ (classification), iv) এই উচ্চ রক্তচাপের জন্য কি কি কমপ্লিকেশানস বা জটিলতা দেখা দিতে পারে, এবং অবশেষে v) হাইপার-টেনশানের বা উচ্চ রক্তচাপের চিকিৎসা (তৃতীয় পর্বে)।

ক) হাইপারটেনশানের সংঙ্ঘা (Definition) এবং শ্রেনীবিভাগ (Classification)

প্রথমে, আমরা হাইপার-টেনশান বা উচ্চ রক্তচাপ থাকলে কি কি কমপ্লিকেশানস বা জটিলতা দেখা দিতে পারে, সেই গুলো একটু আলোচনা করে নেবো। তারপর, ব্লাড প্রেসার কতটা বাড়লে, তাকে আমরা হাইপার-টেনশান বলবো, অর্থাৎ হাইপার-টেনশানের সংঙ্ঘা কি হবে, সেটা আলোচনা করবো। কারন, হাইপার-টেনশানের সংঘাটা একটু গোলমেলে আছে। হাইপার-টেনশানের জন্য যে যে কমপ্লিকেশানস বা জটিলতা গুলো দেখা দিতে পারে, সে গুলো হলো ঃ- করোনারি আর্টারীয়াল ডিজিজ (coronary arterial disease), ইসচেমিক হার্ট ডিজিজ (ischaemic heart disease), কনজেসটিভ হার্ট ফেলিওর (conjestive heart failure), হেমোরেজিক ব্রেন স্ট্রোক (haemorrhagic brain stroke), রেনাল বা কিডনি ফেলিওর (renal or kidney failure), চোখের রেটিনার অসুখ বা হাইপার-টেনসিভ রেটিনোপ্যাথি (hypertensive retinopathy), ইত্যাদি।

এবারে, হাইপার-টেনশান বা উচ্চ রক্ত চাপ কাকে বলে, আমরা সেই আলোচনায় আসবো। আমরা আগেই জেনেছি যে, এই আলোচনাটা একটু গোলমেলে আছে। কারন, ব্লাড প্রেসার লেভেল কার উপরে গেলে, আমরা বলবো এই ব্যাক্তি হাইপারটেনশানের রোগী, এবং একজন ডাক্তার বাবুর চিকিৎসা শুরু করা উচিত, সেটা সবসময় নির্দিষ্ট থাকেনা। কারন, একজন ব্যাক্তি, যার ব্লাড প্রেসার 120/80 mm of Hg (সিস্টোলিক 120 mm of Hg এবং ডায়াস্টোলিক 80 mm of Hg), তার ও এই নরম্যাল ব্লাড প্রেসারে, উপরে বর্নিত কমপ্লিকেশানস গুলো দেখা দিতে পারে। অতএব, অনেক আগেই তার ব্লাড প্রেসারের চিকিৎসা শুরু করা উচিত।

প্লাস- আমরা ধরলাম, কোন ব্যাক্তির ব্লাড প্রেসার 140/90 mm of Hg এর উপরে গেলে, আমরা বলবো যে, ঐ ব্যাক্তি হাইপার-টেনশানের রোগী, এবং আমরা তার চিকিৎসা শুরু করবো। সেটাও সবসময় যুক্তি সঙ্গত নয়। কারন, কোন ব্যাক্তির আগের থেকে যদি, হার্টের কোন অসুখ থেকে থাকে, ধরা যাক হার্টের কোন ভালভের গন্ডগোল আছে, অথবা হার্টে কোন ফুটো আছে, ইত্যাদি, তাহলে সেই ক্ষেত্রে অবস্থা অনুসারে, ঐ ব্যাক্তির ব্লাড প্রেসার 110/70 mm of Hg এর উপরে গেলেই, আমরা তার ব্লাড প্রেসারের চিকিৎসা শুরু করে দিতে পারি। তা না হলে, সেই রোগীর হার্ট ফেলইওর (heart failure) হতে পারে।

অতএব, এখন নিশ্চয়ই বোঝা গেল, হাইপার-টেনশানের সংজ্ঞা ঠিক করা, অর্থাৎ ব্লাড প্রেসার কতর উপরে গেলে, আমরা বলবো হাইপার-টেনশান, সেটা ঠিক করা, খুবই গোলমেলে ব্যাপার। ডাক্তার বাবুরা রোগীর প্রয়োজনীয়তা অনুসারে, মনে করলে, অনেক কম ব্লাড প্রেসার লেভেলেও চিকিৎসা শুরু করতে পারেন। কিন্তু, সাধারন ভাবে, কোন প্রাপ্ত বয়স্ক রোগীর সিস্টোলিক ব্লাড প্রেসার 140 mm of Hg এবং ডায়াস্টোলিক ব্লাড প্রেসার 90 mm of Hg এর উপরে গেলে, তবেই আমরা হাইপার-টেনশানের চিকিৎসা শুরু করি। অতএব, খুব সহজ ভাবে আমরা বলতে পারি, কোন ব্যাক্তির সিস্টোলিক ব্লাড প্রেসার যদি 140 mm of Hg এর

উপরে এবং ডায়াস্টোলিক ব্লাড প্রেসার যদি 90 mm of Hg এর উপরে থাকে, তাহলে উনি হাইপারটেনশানের রোগী। কিন্তু, অপ্রাপ্ত বয়স্ক রোগীদের ক্ষেত্রে এই নিয়মটা আলাদা।

প্রাপ্ত বয়স্ক রোগীদের হাইপার-টেনশানের গ্রেডিং (তীব্রতার মান অনুসারে সাজানো) ঃ

ব্লাড প্রেসারের শ্রেনী বিভাগ	সিস্টোলিক (mm of Hg)	ডায়াস্টোলিক (mm of Hg)
১) স্বাভাবিক (normal)	< 120	<80
২) প্রি-হাইপার-টেনশান	120 - 139	80 - 89
৩) স্টেজ - 1 হাইপার-টেনশান	140 - 159	89 - 99
৪) স্টেজ - 2 হাইপারটেনশান	> 160	> 100
৫) আইসোলেটেড সিস্টোলিক হাইপারটেনশান	> 140	< 90

In children and adolescents, the hypertension is generally defined as systolic and/or diastolic blood pressure consistently > 95 th percentile for age, gender, and height. The blood pressure between the 90 th and 95 th percentile are considered prehypertensive and are the indications for life style interventions. The cardiovascular risks are doubled for every 20 mm of Hg increase in systolic pressure and 10 mm of Hg increase in diastolic pressure. Among older individuals, the systolic blood pressure and pulse pressure (systolic pressure - diastolic pressure = pulse pressure) are more powerful indicators of cardiovascular risks than diastolic blood pressure. The blood pressure tends to be higher at early mornings, soon after waking, than at others times of day. So, myocardial infarction (MI), which is also called heart stroke, and brain stroke are more frequent at early mornings

হাইপার-টেনশানের শ্রেণী বিভাগ (Classification of Hypertension): Primary (Essential) hypertension and Secondary hypertension.

এখন, আমরা আলোচনা করবো, কোন ব্যাক্তির ব্লাড প্রেসার, বয়স বাড়ার সঙ্গে সঙ্গে, কেন বাড়তে থাকে, অর্থাৎ হাই-ব্লাড প্রেসারের বা হাইপার-টেনশানের কারন কি, এবং সেই কারন অনুসারে হাইপার-টেনশানের শ্রেনীবিভাগ (classification)। আগের চার্টে, ব্লাড প্রেসারের যে শ্রেনীবিভাগটা দেওয়া হয়েছে, সেটা ব্লাড প্রেসারের লেভেল অনুসারে, ব্লাড প্রেসারের গ্রেডিং। কিন্তু, ব্লাড প্রেসার কেন বাড়ে, তার কারন অনুসারে হাইপার- টেনশান অসুখটাকে দুটো গ্রুপে ভাগ করা হয়, এবং এই দুটো গ্রুপ হলো - i) প্রাইমারী হাইপার-টেনশান (Primary hypertension), এবং ii) সেকেন্ডারী হাইপার টেনশান (Secondary hypertension)

আমরা যত হাইপারটেনশানের রোগী দেখি, তার 95% থেকে 98% ক্ষেত্রে, এই হাই-ব্লাড প্রেসারের জন্য, নির্দিষ্ট কোন কারন খুঁজে পাওয়া যায় না। হাই-ব্লাড প্রেসারের নির্দিষ্ট কোন কারন খুঁজে না পাওয়া, এই খুব বড় গ্রুপটাকেই আমরা বলি প্রাইমারী হাইপার-টেনশান। এদের এসেনশিয়াল (essential) বা ইডিওপ্যাথিক (idiopathic) হাইপার-টেনশান ও বলা হয়। "ইডিওপ্যাথিক" শব্দটার অর্থ হলো অজানা (unknown)। অতএব, যে সব

হাইপার-টেনশানের বা উচ্চ রক্ত চাপের কোন কারন আমরা খুঁজে পাই না বা জানতে পারিনা, তাদেরকে আমরা বলি প্রাইমারী হাইপার-টেনশান, এবং সমগ্র হাইপার-টেনশানের 95% থেকে 98% রোগীই হলো এই গ্রুপের।

বাকি 2% - 5% ক্ষেত্রে, হাই-ব্লাড প্রেসারের জন্য, আমরা নির্দিষ্ট বা প্রাথমিক বা প্রাইমারী কিছু কারন খুঁজে পাই, যার জন্য সেকেন্ডারীলি (secondarily) ঐ ব্যাক্তির ব্লাড প্রেসার বাড়ে। এই গ্রুপটাকে আমরা বলি সেকেন্ডারী হাইপার-টেনশান। যে সমস্ত প্রাথমিক অসুখের জন্য, সেকেন্ডারিলী ব্লাড প্রেসার বাড়ে, অর্থাৎ সেকেন্ডারী হাইপার-টেনশান হয়, সেই সমস্ত প্রাইমারী বা প্রাথমিক অসুখ গুলো হলো:

1) Renal diseases:Glomerulo-nephriris, Chronic pyelo-nephritis, Collagen vascular disease, polycystic kidney disease, Renal artery stenosis, etc,

2) Endocrine disease: Phaeochromocytoma, Cushing's syndrome, Conn's syndrome, Acromegaly, Congenital adrenal hyperplasia, Hyperthyroidism.

3) Alcohol and drugs: Ethyl alcohol (wine), Oral contraceptives, Corticosteroids, Bromocriptine, Anabolic steroids, etc.

4) Miscellaneous: Pre-eclampsia, and Obstructive sleep apnoea.

অতএব, উপরের লিস্ট থেকে আমাদের কাছে এটা খুবই পরিষ্কার যে, কিছু কিডনির অসুখ এবং কিছু এন্ডোক্রিন গ্ল্যান্ডের অসুখের জন্য (2% - 5% ক্ষেত্রে) ব্লাড প্রেসার বাড়তে পারে। এছাড়া, কোন রোগীর যদি ব্লাড প্রেসার বাড়ে, তাহলে সেই সব ক্ষেত্রে (অর্থাৎ 95 % থেকে 98 % ক্ষেত্রে) ব্লাড প্রেসার বাড়ার কোন কারন খুঁজে পাওয়া যায় না। সেইজন্য, কোন রোগী কোন ডাক্তার বাবুর কাছে হাইপার-টেনশানের চিকিৎসার জন্য এলে, ঐ ডাক্তার বাবুকে রোগীকে কিছু প্রশ্ন করে বুঝে নিতে হয় যে, রোগীর কোন কিডনির বা এন্ডোক্রিনের সমস্যা আছে কিনা।

মেটাবলিক সিনড্রোম (Metabolic Syndrome)

এটা একটা সম্পূর্ণ অন্য আলোচনা। কোন ব্যাক্তির রক্তে যদি কোলেস্টেরল এবং ট্রাইগ্লিসারাইডের মাত্রা বেশী থাকে, এবং তার সঙ্গে যদি HDL (হাই ডেনসিটি লাইপোপ্রোটিন) এর মাত্রা কম থাকে এবং LDL (লো-ডেনসিটি লিপোপ্রোটিন) এর মাত্রা বেশী থাকে, তাহলে ঐ সমস্ত গুলোকে একসাথে আমরা বলি ডিস-লিপিডেমিয়া (Dyslipidemia)। ডিস (dys) কথাটার মানে হলো অস্বাভাবিক, এবং লিপিডেমিয়া (lipidemia) কথাটার মনে হলো, রক্তে লিপিড (lipid) এর মাত্রা। অতএব, পুরো ডিস-লিপিডেমিয়া (dyslipidaemia) কথাটার মনে হলো রক্তে অস্বাভাবিক লিপিডের মাত্রা, অর্থাৎ রক্তে লিপিডের পরিমাণ অস্বাভাবিক ভাবে কম বা বেশী।

এইবারে, কোন ব্যাক্তির যদি এই ডিস-লিপিডেমিয়ার সঙ্গে। a) হাইপার-টেনশান অর্থাৎ উচ্চ রক্ত চাপ, এবং। b) ইনসুলিন রেজিসট্যান্স বা গ্লুকোজ ইনটলারেন্স এর জন্য Type- 2 ডায়াবেটিস মেলাইটাস (DM) ও থাকে, তাহলে ঐ সমস্ত অসুখ গুলোকে একসাথে বলা হয় মেটাবলিক সিনড্রোম। ইনসুলিন রেজিসট্যান্স বা গ্লুকোজ ইনটলারেন্স অসুখটা মেটাবোলিক সিনড্রোমের একটা খুব গুরুত্বপূর্ণ অংশ (কমপোনেন্ট) বলে, একে ইনসুলিন রেজিসট্রান্স সিনড্রোম ও বলা হয়। শরীরে অতিরিক্ত চর্বি বা ফ্যাট জমা হবার জন্য, এই ব্যাক্তি গুলো সধারনাত খুব মোটা (obese) ও হয়।

এই সব রোগীদের, খুব মোটা হবার কারন হলো - ইনসুলিন রেজিসট্যান্স। ইনসুলিন রেজিসট্যানসের জন্য, যেহেতু এদের শরীরের কোষ গুলোর উপর (প্রধানত মাংস পেশীর কোষগুলোর উপর) ইনসুলিন কাজ করতে পারে না, সেইহেতু গ্লুকোজ এদের শরীরের কোশ গুলোর মধ্যে ডুকতে পারে না। ফলে, কমপেনসেটরী মেকানিজম হিসাবে এদের শরীরের প্যানক্রিয়াস থেকে আরো ইনসুলিন বেরুতে থাকে, এবং রক্তে ইনসুলিনের লেভেল অনেকটা বেড়ে যায়। একে বলা হয় হাইপার-ইনসুলিনেমিয়া (hyper-insulinaemia)। ইনসুলিনের একটা কাজ হলো ফ্যাট সিনথেসিস করা। ফলে, এইসব রোগীদের রক্তে প্রচুর পরিমাণে ইনসুলিন হরমোন থাকার জন্য, এদের শরীরে প্রচুর ফ্যাট তৈরী হতে থাকে এবং ঐ ফ্যাট

এদের শরীরে জমা হতে থাকে। সেইজন্য, এইসব রোগীরা খুব মোটা হয়ে যায়।

এই হাইপার-ইনসুলিনেমিয়ার জন্য, এই সব রোগীদের ইনসুলিন রিসেপটার গুলোর আবার ডাউন রেগুলেশান (down regulation) হয়ে যায়, অর্থাৎ ইনসুলিন রিসেপটার গুলোর সংখ্যা স্বাভাবিকের থেকে কমে যায়। ফলে, ইনসুলিন রেজিসট্যান্স বা গ্লুকোজ ইনটলারেন্স আরো বেড়ে যায় এবং, এই ভাবে একটা ভিসিআস সাইক্যাল (vicious cycle) এর সৃষ্টি হয়। ইনসুলিন রেজিসট্যান্স বা আপেক্ষিক ইনসুলিনের অভাবে যেহেতু, শরীরের কোষ গুলো গ্লুকোজ থেকে শক্তি সংগ্রহ করতে পারেনা, সেইহেতু ওরা (কোষ গুলো) ফ্যাটি অ্যাসিড থেকে শক্তি সংগ্রহ করে। সেইজন্য, প্রচুর ট্রাইগ্লিসারাইডের অনু গুলো ভেঙ্গে গিয়ে প্রচুর ফ্যাটি অ্যাসিডের অনু (fatty acid বা FFA) উৎপন্ন করে, এবং রক্তে FFA (free fatty acid) এর মাত্রা ও অনেকটা বেড়ে যায়।

দেখা গেছে, এই সব মেটাবলিক সিনড্রোমে আক্রান্ত রোগীদের, সব রকমের হার্টের অসুখের এবং ব্রেন স্ট্রোকের সম্ভাবনা খুব বেড়ে যায়। এই মেটাবোলিক সিনড্রোমের চিকিৎসা হলো, অথবা যে সব খুব মোটা রোগীদের হাইপার-টেনশান ও ডায়াবেটিস আছে, তাদের এই হার্টের অসুখের সম্ভাবনা কমাতে গেলে, যথাযত ব্যায়াম এবং ডায়েট কন্ট্রোল খুবই জরুরী। কারন, physical exercise এবং diet control এর দ্বারা শরীরের ওজন কমবে এবং ওজন কমলে ইনসুলিন রেজিসট্যান্স ও কমে যাবে, অর্থাৎ ইনসুলিনের সেনসিটিভিটি অনেকটা বেড়ে যাবে। ফলে, হার্টের অসুখের সম্ভাবনা ও অনেকটা কম যাবে।

Criteria for the diagnosis of metabolic syndrome:

i) Elevated waist circumference: For men > 90 cm, and for women > 80 cm.

ii) Elevated TG (triglyceride): > 150 mg/dl.

iii) Reduced HDL (good) cholesterol: For men < 40 mg/dl, for women < 50 mg/dl.

iv) Elevated blood pressure: > 130/85 mm of Hg.

v) Elevated fasting glucose: > 100 mg/dl.

vi) Insulin resistance or hyper-insulinemia.

vii) Additional parameters include: Coagulation abnormalities, hyper-uricemia, and micro-albuminuria.

Diagnosis of metabolic syndrome is made, if any 3 out of 5 criteria, given above, are positive.

কমপ্লিকেশানস অফ হাইপারটেনশান (Complications of Hypertension) বা উচ্চ রক্তচাপের জন্য জটিলতা

কোন রোগীর অনেকদিন ধরে হাই-ব্লাড প্রেসার বা উচ্চ রক্ত চাপ থাকলে, অর্থাৎ কোন হাইপার-টেনশানের রোগী যথাযথ ভাবে তার চিকিৎসা না করালে, কয়েক বছর পরে (5-6 বছর পরে), তার অনেক রকমের জটিলতা দেখা দিতে পারে। উচ্চ রক্ত চাপের জন্য, এই জটিলতা গুলো কোন একটা নির্দিষ্ট অঙ্গে সীমাবদ্ধ থাকতে পারে, অথবা অনেক গুলো অঙ্গে ছড়িয়ে পড়তে পারে। অনেকদিন, অনিয়ন্ত্রিত হাই-ব্লাড প্রেসার থাকলে, যে সকল অঙ্গগুলো সাধারনত বেশী আক্রান্ত এবং ক্ষতিগ্রস্থ হয়, সেই সমস্ত অঙ্গ গুলো হলো: সমস্ত রক্ত নালী, ব্রেন, হার্ট, কিডনি, চোখের রেটিনা নামক পর্দা, প্রভৃতি। এখন, দীর্ঘ দিন উচ্চ রক্ত চাপ থাকার জন্যে, প্রত্যেকটা অঙ্গে কি কি জটিলতার বা কমপ্লিকেশানসের সৃষ্টি হয় বা হতে পারে, তাদের নাম নীচে দেওয়া রইল। কিন্তু, প্রত্যেকটা কমপ্লিকেশান বা অসুখ বিশদে, এখানে, বর্ননা করা সম্ভব নয়।

1) ব্রেন বা সেন্ট্রাল নার্ভাস সিস্টেমের কমপ্লিকেশানস ঃ

দীর্ঘ দিন অনিয়নত্রিত হাই ব্লাড প্রেসার থাকলে, ব্রেন বা সেন্ট্রাল নার্ভাস সিস্টেমে যে সমস্ত কমপ্লিকেশানস গুলো দেখা দেয়, সে গুলো হোলঃ

i) ট্রানসিয়েন্ট ইসকেইমিক অ্যাটাক অফ ব্রেন (Transient Ischaemic Attack Or TIA of brain):

ট্রানসিয়েন্ট (transient) কথাটার মানে হলো সাময়িক বা অল্প সময়ের জন্য, এবং ইসকেইমিক (ischaemic) কথাটার মানে হলো শরীরের কোন অংশে রক্ত সরবরাহ কমে যাওয়া, বা সম্পূর্ন ভাবে বন্ধ হয়ে যাওয়া। অতএব, ব্রেনের এই ট্রানসিয়েন্ট ইসকেইমিক অ্যাটাক অসুখে খুব অল্প সময়ের জন্য (অর্থাৎ কয়েক সেকেন্ড বা কয়েক মিনিটের জন্য) ব্রেনের কোন একটা অংশে, হঠাৎ করে রক্ত সরবরাহ কমে যায়, বা একেবারে বন্ধ হয়ে যায়। ফলে, এই ব্যাক্তি ঐ কয়েক সেকেন্ড বা মিনিটের জন্য চোখে অন্ধকার দেখে, মাথা ঘুরে যায়, অথবা এই ব্যাক্তি ঐ কয়েক সেকেন্ড বা মিনিটের জন্য একেবারে অজ্ঞান ও হয়ে যেতে পারে। এছাড়াও, এই সাময়িকভাবে, হঠাৎ করে ব্রেনে রক্ত সরবরাহ কমে যাওয়ার জন্য, রোগীর শরীরে সামান্য মাংস পেশীর দুর্বলতা, অথবা শরীরের একটা দিকের প্যারালাইসিস ও হতে পারে, অথবা কথা জড়িয়ে যেতে পারে, ইত্যাদি। এ সবই কিন্তু সাময়িক বা ট্রানসিয়েন্ট (transient)। সেই জন্য, একে মিনি স্ট্রোক ও বলা হয়। এর জন্য অবশ্য ব্রেনে কোন পার্মানেন্ট ক্ষতি হয় না।

ii) সেরেব্রাল থ্রমবোসিস বা হেমোরেজ (Cerebral thrombosis) :

এদের সেরিব্রো-ভাসকুলার অ্যাক্সিডেন্ট (cerebro vascular accident or CVA) বা ব্রেন স্ট্রোক (brain stroke) ও বলা হয়। এখানে, ব্রেনের টিস্যুর মধ্যে, কোন একটা রক্ত নালীতে রক্ত জমাট বেঁধে যায় (thrombosis) এবং তার জন্য ব্রেনের কোন একটা অংশে, রক্তের সরবরাহ সম্পূর্ণ ভাবে বন্ধ হয়ে যায়, অথবা ব্রেনের মধ্যে কোন একটা রক্ত নালী ফেটে গিয়ে, ব্রেনের মধ্যে রক্ত ক্ষরণ (haemorrhage) হয়। যখন, ব্রেনের টিস্যুর মধ্যে, কোন একটা রক্ত নালীতে রক্ত গিয়ে জমাট বেঁধে যায়, তখন তাকে বলা হয় সেরেব্রাল থ্রমবোসিস (cerebral thrombosis) এবং যখন ব্রেনের টিস্যুর মধ্যে কোন একটা রক্ত নালী ফেটে গিয়ে, ব্রেনের মধ্যে রক্ত ক্ষরণ হয়, তখন তাকে বলা হয় সেরেব্রাল হেমোরেজ (cerebral haemorrhage)। এই দু'টোকেই বলা হয় ব্রেন স্ট্রোক।

iii) সাব-অ্যারাকনয়েড হেমোরেজ (Subarachnoid hemorrhage) :

মাথার হাড়ের খুলির (skull এর) ভেতরের দিকে, এবং ব্রেনের টিস্যুর বাইরের চারিদিকে, অ্যারাকনয়েড (arachnoid) নামে একটা পাতলা পর্দা থাকে। সাব (sub) কথাটার মানে হলো নীচে। অতএব, অ্যারাকনয়েড

পর্দার নীচে, কিন্তু ব্রেনের টিস্যুর বাইরে রক্তক্ষরন হওয়া কে বলা হয় সাব-অ্যারকনয়েড হেমোরেজ।

iv) হাইপার-টেনসিভ এনকেফালোপ্যাথি (Hypertensive encephalopathy) :

যেমন করে, কোন অসুখে আমাদের হাত ও পা ফুলে যায়, ঠিক সেই রকম ভাবে, হঠাৎ করে ব্লাড প্রেসার খুব বেড়ে গেলে, ব্রেনর টিস্যু ও ফুলে যায়। তখন, রোগী অজ্ঞান হয়ে পড়ে, অথবা জ্ঞান থাকলে ও ভুল বকতে থাকে, ঠিক মতন কথা বলতে পারে না, চোখে ও ঠিক মতন দেখতে পারে না, খিচুনি হতে পারে, এবং আরো অনেক রকমের উপসর্গ দেখা দিতে পারে। এই সমস্ত উপসর্গ গুলো কে একসাথে বলা হয় হাইপারটেনসিভ এনকেফালোপ্যাথি। নার্ভাস সিস্টেমের এই সমস্ত উপসর্গ গুলো reversible। Emergency হিসাবে, ব্রেনের টিস্যু ফুলে যাবার জন্য, ব্রেনের নার্ভ কোষ গুলো মরে যাবার আগে, ব্লাড প্রেসার খুব দ্রুত কন্ট্রোল করলে রোগী আবার সুস্থ হয়ে যায়।

2) হার্ট ও রক্তনালী সমূহ বা কার্ডিয়ো-ভাসকুলার সিস্টেমের কমপ্লিকেশানস:

দীর্ঘ দিন অনিয়ন্ত্রিত হাই ব্লাড প্রেসার থাকলে, হার্ট এবং রক্তনালী সমূহের বা কার্ডিয়ো-ভাসকুলার সিস্টেমের যে কমপ্লিকেশানস গুলো দেখা যায়, সে গুলো হোল ঃ

i) করোনারী অ্যার্টারীয়াল ডিজিজ (Coronary arterial diseases) :

এর মানে হলো, হার্টের করোনারী আর্টারী গুলোর অসুখ। করোনারী আর্টারী গুলো হার্টের মাংসপেশীতে রক্ত সরবরাহ করে। অনিয়ন্ত্রিত হাই-ব্লাড প্রেসার অনেক দিন ধরে থাকলে, এই করোনারী আর্টারী গুলোর স্প্যাজম বা সংকোচন হয়, এবং হার্টের মাংসপেশীতে রক্ত সরবরাহ কমে যায়। তার ফলে, রোগী বুকের বাম দিকে প্রচন্ড ব্যাথা অনুভব করে। হার্টের মাংস পেশীতে রক্ত সরবরাহ কমে গিয়ে, বুকের বাম দিকে ব্যাথা অনুভব হওয়া কে আমরা বলি অ্যানজাইনা (angina)। হার্টের মাংস পেশীতে রক্ত সরবরাহ অনেকটা কমে গেলে, অথবা পুরোপুরি বন্ধ হয়ে গেলে, মাংস

পেশীর কোষ গুলো যখন মরে যায়, তখন তাকে আমরা বলি মায়োকার্ডিয়াল ইনফারকশান (myocardial infarction or MI).

ii) হার্ট ফেলইওর (Heart failure):

হার্টের মাংস পেশীর কোষ গুলো মরে গলে, হার্ট আর তখন একদমই পাম্প করতে পারে না, অথবা হার্টের পাম্প করার ক্ষমতা অনেকটা কমে যায়। তখন, ফুসফুসে রক্ত জমতে থাকে। কারন, ফুসফুস থেকে অক্সিজেন যুক্ত রক্ত হার্টে ডোকে, এবং হার্ট সেটাকে পাম্প করে মহাধমনী (বা এওরটা) তে পাঠায়। ফলে, হার্ট পাম্প করতে না পারলে, বা ফেল করলে, ফুসফুসে রক্ত জমে যাবে। একেই আমরা বলি কনজেসটিভ হার্ট ফেলইওর (congestive heart failure)। কনজেসশান (congestion) কথাটার মানে হলো প্রবাহ বাধা প্রাপ্ত হয়ে কোথাও কিছু জমতে থাকা। ফুসফুসের মধ্যে রক্ত জমতে থাকলে, বাতাস থেকে অক্সিজেন ফুসফুসের মধ্য দিয়ে রক্তে ডুকতে পারবে না। এর জন্য রোগীর প্রচন্ড শ্বাস কষ্ট হবে।

iii) অ্যাওরটিক ডিসেকশান (Aortic dissection):

ডিসেকশান (dissection) কথাটার অর্থ হলো ব্যবচ্ছেদ বা স্তর গুলোকে আলাদা আলাদা করা। অন্যান্য আর্টারীর মতন মহাধমনীর বা অ্যাওরটার দেওয়ালে ও তিনটে স্তর থাকে। ব্লাড প্রেসার হঠাৎ করে বেড়ে গেলে, মহাধমনীর বা এওরটার দেওয়ালের ভেতরের দিকের স্তর গুলো ছিঁড়ে যায় এবং আলাদা আলাদা হয়ে যায়। ফলে, মহা ধমনীর বা অ্যাওরটার ঐ আলাদা আলাদা হয়ে যাওয়া দেওয়ালের স্তর গুলোর মধ্যে হাই-প্রেসারে রক্ত ডুকতে থাকে। একেই বলে অ্যাওরটিক ডিসেকশান। এটা খুবই এমার্জেন্সি অবস্থা। সঙ্গে সঙ্গে আপারেশান না করলে রোগীর মৃত্যু নিশ্চিত।

3) রেনাল কমপ্লিকেশান বা কিডনির জটিলতা ঃ

আমরা আগেই বলেছি যে, কিডনির কোন অসুখ হলে, কোন ব্যাক্তির যার আগে ব্লাড প্রেসার স্বাভাবিক ছিল, তার ব্লাড প্রেসার আস্তে আস্তে করে বাড়তে থাকে, এবং সেই ব্যাক্তি ধীরে ধীরে হাইপার-টেনশানের রোগী হয়ে পড়ে। সেইরকম, আবার উল্টোভাবে, কোন ব্যাক্তির যদি কিডনির অসুখ ছাড়া অন্য কোন কারনে ব্লাড প্রেসার বাড়ে, তাহলে সেই ব্যাক্তির, যার

আগে কিডনি নরম্যাল ছিল, তার ও কিডনি আস্তে আস্তে করে খারাপ হতে থাকবে। This increased risk of kidney or renal disease, associated with high blood pressure, is described as continuous, and is present throughout the entire distribution of high blood pressure, above its optimal level. These renal risks, due to high blood pressure, appear to be more closely related to the systolic blood pressure than the diastolic blood pressure. অবশেষে, অনেকদিন অনিয়ন্ত্রিত হাই ব্লাদ প্রেসার থাকার জন্য, কিডনি খারাপ হয়ে যে অবস্থাটা দাঁড়ায়, তাকে বলা হয় এন্ড স্টেজ রেনাল ডিজিজ (end stage renal disease or ESRD) বা রেনাল ফেলইওর (renal failure).

অনেকদিন, হাই-ব্লাড প্রেসার থাকলে, কিডনির মধ্যে যে পরিবর্তন গুলো হয়, সেগুলো হলো - উচ্চ রক্তচাপের জন্য শরীরের অন্যান্য আর্টারী গুলোতে যেমন আর্টারীওসক্লেরোটিক পরিবর্তন আসে, অর্থাৎ আর্টারী গুলো সরু, শক্ত এবং ভঙ্গুর হয়ে যায়, ঠিক তেমনি কিডনির মধ্যেকার টিস্যুতে রক্ত সরবরাহকারী রক্তনালী গুলোতেও ঐ আর্টেরিওসক্লেরোটিক পরিবর্তন হয়। ফলে, কিডনির টিস্যুতে রক্তসরবরাহ কমে গিয়ে, যাকে ডাক্তারী ভাষায় ইসকেমিক এফেক্ট (ischaemic effect) বলা হয়, তার ফল স্বরূপ, কিডনির টিস্যু গুলো শুকিয়ে যায়। একে ডাক্তারী ভাষায় বলা হয় রেনাল অ্যাট্রোফি (renal atrophy)। ফলে, কিডনির কর্মক্ষমতা অনেকটা কমে যায়।

গ্লোমেরুলাসের মধ্যে যে ক্যাপিলারী গুলো থাকে, উচ্চ রক্তচাপের জন্য সেগুলোর ও পরিবর্তন হয়, এবং সেই পরিবর্তনকে বলা হয় গ্রোমেরুলোস-ক্লেরোসিস (glomerulos-clerosis)। ফলে, এর জন্য কিডনিতে ফিলট্রেশান এবং ইউরিন তৈরী হওয়া কমে যায়। অধিকন্তু, ইউরিন দিয়ে প্রোটিন বেরিয়ে আসতে থাকে। এই ইউরিন দিয়ে প্রোটিন বেরিয়ে আসাকে বলা হয় প্রোটিনিউরিয়া (proteinuria)। অর্থাৎ প্রোটিনিউরিয়া (protein in urine) মানে হলো ইউরিনে প্রোটিন। স্বাভাবিক ইউরিনে কিন্তু কোন প্রোটিন থাকে না। অনেকদিন হাই ব্লাড প্রেসার থাকার জন্য, কিডনি খারাপ হতে হতে, অবশেষে যে ঘটনা ঘটে, তা হলো রেনাল ফেলইওর বা ESRD (End Stage Renal Disease)। Clinically, macro-albuminuria (a random urine albumin/creatinine ratio > 300 mg/gm) or micro-albuminuria (a random urine albumin / creatinine ratio 30-300 mg/gm) are the early markers of renal injury.

4) অপথ্যালমিক কমপ্লিকেশানস বা চোখের জটিলতা :

অনেকদিন অনিয়ন্ত্রিত উচ্চ রক্তচাপ থাকলে, চোখের যে জটিলতা গুলোর সৃষ্টি হয়, তাকে বলা হয় হাইপার-টেনসিভ রেটিনোপ্যাথি (hypertensive retinopathy)। ছবি - 15 এবং 15a। এতে প্রধানত চোখের রেটিনা নামক পর্দাটা আক্রান্ত হয়। সেইজন্য, একে রেটিনোপ্যাথি বলা হয়। প্যাথি (pathy) শব্দটার মানে হলো অসুখ। অতএব, রেটিনোপ্যাথি মানে হলো রেটিনার অসুখ। এই হাইপারটেনসিভ রেটিনোপ্যাথিতে, রেটিনাতে অবস্থিত রক্তনালী গুলোর নির্দিষ্ট কিছু পরিবর্তন ঘটে, এবং এই পরিবর্তন গুলো যন্ত্রের সাহায্যে ডাক্তার বাবুরা দেখেন।

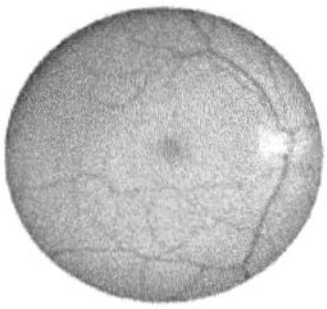

ছবি– 15 নরম্যাল রেটিনা

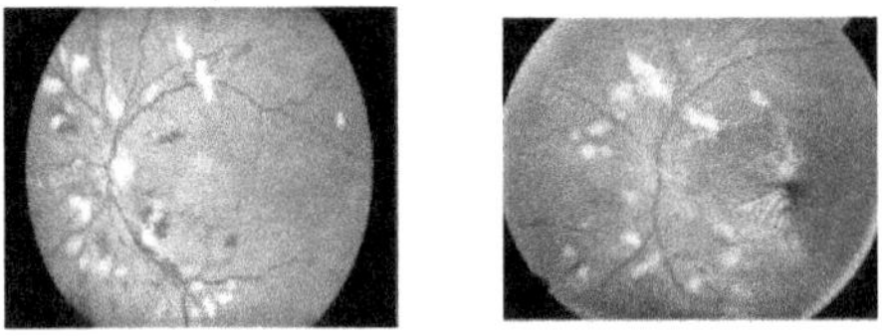

ছবি– 15a খারাপ হয়ে যাওয়া রেটিনা

হাইপারটেনসিভ রেটিনোপ্যাথিতে, রেটিনাতে অবস্থিত রক্তনালী গুলোর যে সুনির্দিষ্ট পরিবর্তন গুলো হয়, সেই গুলো হলো - ক) রেটিনার রক্তনালী গুলোর দেওয়াল পুরু (thickened) হয়ে যায়, এবং তার জন্য ওদের উপর আলো পড়লে, ওখান থেকে light reflection বেড়ে গিয়ে, ঐ রক্তনালী গুলোর বেশী চকচক করা, খ) রেটিনাতে আর্টারী এবং ভেনের ক্রসিং এর জায়গা গুলো বেশী সরু হয়ে যাওয়া (arterio-venous nipping), গ) রেটিনাতে রক্তক্ষরন (retinal haemorrhage) হওয়া, ঘ) উচ্চ রক্তচাপের জন্য, রেটিনার ঐ খতিগ্রস্থ রক্তনালী গুলো থেকে তরল পদার্থ (প্লাসমা) বেরিয়ে এসে, রেটিনাতে জমা হওয়া (soft and hard exudates), ঙ) পেপিলোএডেমা (papilloedema), এর মানে হলো অপটিক ডিস্ক (optic disc) অর্থাৎ যেখানে অপটিক নার্ভটা রেটিনাতে ডুকছে, সেই অপটিক

ডিস্কের জায়গাটা ফুলে যাওয়া, চ) আংশিক দেখা (field defects), এবং ছ) অবশেষে সম্পূর্ন ভাবে অন্ধ হয়ে যাওয়া।

Grading of hypertensive retinopathy:

i) Grade-I: Arteriolar narrowing and increase of light reflex over the arterioles.

ii) Grade-II: Grade I + marked arteriolar narrowing and arterio-venous narrowing.

iii) Grade-III: Grade II + flame shaped haemorrhage and exudates.

iv) Grade - IV: Grade III + papilloedema.

হাইপার-টেনশানের জন্য ল্যাবোরেটরী টেষ্টিং (Laboratory Testing for Hypertension)

এখন, আমরা আলোচনা করবো, একজন হাইপার-টেনশানের রোগী, একজন ডাক্তার বাবুর কাছে এলে, ঐ ডাক্তার বাবুর কি কি ল্যাবরেটরী পরীক্ষা করা উচিত। হাইপার-টেনশানের ডায়গোনোসিস এবং চিকিৎসার জন্য যত ল্যাবরেটরী পরীক্ষা আছে, সেই গুলোকে আমরা প্রধানত দুটো গ্রুপে ভাগ করতে পারি।

ক) প্রাইমারী হাইপারটেনশানে, যেখানে হাইপারটেনশানের কোন কারন খুঁজে পাওয়া যায় না, সেখানে এই উচ্চ রক্তচাপ অনেকদিন থাকার জন্য, কোন অঙ্গ (organ) ক্ষতিগ্রস্থ হচ্ছে কিনা, সেটা জানার জন্য, আমরা কিছু ল্যাবরেটরী পরীক্ষা করতে পারি।

খ) সেকেন্ডারী হাইপারটেনশানে, যেখানে প্রাথমিক বা প্রাইমারী অন্য কোন অসুখের জন্য হাইপারটেনশান হয়, সেখানে প্রাথমিক কোন ধরনের অসুখের জন্য, এই সেকেন্ডারী হাইপারটেনশান হচ্ছে, অর্থাৎ সেকেন্ডারী হাইপারটেনশানের কারন জানার জন্য, আমরা কিছু ল্যাবরেটরী পরীক্ষা নিরীক্ষা করতে পারি।

ব্যাবহারিক দিক থেকে, আমরা (ডাক্তার বাবুরা) যখন কোন হাইপার-টেনশানের চিকিৎসা করি, তখন প্রথমেই আমরা রোগীর বয়সের দিকে মন দেই। যদি রোগী কম বয়সের হয়, ধরা যাক 30 বছরের নীচে এবং তারসঙ্গে রোগীর অন্য কিছু উপসর্গ আছে, তাহলে আমরা সেকেন্ডারী হাইপারটেনশানের কথা বেশী করে ভাববো, এবং তখন আমরা কিডনি এবং কিছু এন্ডোক্রিন গ্ল্যান্ড, প্রধানত এ্যাড্রেনাল গ্ল্যান্ডের নির্দিষ্ট কিছু পরীক্ষা করাবো, ঐ প্রাথমিক বা প্রাইমারী অসুখটাকে ধরার জন্য, যার জন্য রোগীর সেকেন্ডারী হাইপারটেনশান হচ্ছে।

অন্যদিকে, যদি দেখি, আমাদের রোগীর বয়স 40 এর উপরে, এবং রোগীর অন্য কোন উপসর্গ নেই, তাহলে আমরা ধরেই নেই যে, ঐ ব্যাক্তি প্রাইমারী হাইপারটেনশানের রোগী। তখন, ঐ প্রাইমারী হাইপারটেনশানের জন্য অন্য কোন অঙ্গ ক্ষতিগ্রস্থ হচ্ছে কিনা, অর্থাৎ হাইপারটেনশানের জন্য কোন কমপ্লিকেশান (যেগুলো আগেই বর্ননা করেছি) হচ্ছে কিনা জানার জন্য, সেইমতো আমরা রোগীর ল্যাবরেটরী পরীক্ষা গুলো করাবো।

যদি আমাদের মনে হয় যে, কিডনির কোন একটা প্রাথমিক বা প্রাইমারী অসুখের জন্য, রোগীর সেকেন্ডারী হাইপারটেনশান হচ্ছে, তাহলে প্রথমেই আমাদের কিডনির সমস্তরকমের ল্যাবরেটরী পরীক্ষা গুলো করাতে হবে, যেমন কিডনির USG, CT scan, MRI থেকে শুরু করে, রেনাল আর্টারীর ডপলার (renal artery stenosis ডায়গোনোসিসের জন্য), ইনট্রাভেনাস পাইলোগ্রাফি, GFR (glomerular filtration rate), রক্তের ইউরিয়া ও ক্রিয়াটিনিন পরিমাণ, ইউরিনে টোটাল প্রোটিনের পরিমান, রেনাল বায়োপ্সি (বিভিন্ন ধরনের ক্রনিক গ্রোমেরুলোনেফ্রাইটিস ডায়গোনোসিসের জন্য), ইত্যাদি।

যদি আমাদের মনে হয় যে, এড্রেনাল গ্যান্ডের কোন একটা প্রাথমিক বা প্রাইমারী অসুখের জন্য সেকেন্ডারী হাইপারটেনশান হচ্ছে, যেমন Primary hyperaldosteronism (Conn's syndrome), Cushing's disease, Pheochromocytoma, প্রভৃতি অসুখ, তাহলে প্রথমেই আমাদের ঐ এড্রেনাল গ্ল্যান্ডের সমস্ত রকমের ল্যাবরেটরী পরীক্ষা গুলো করাতে হবে, যেমন এড্রেনাল গ্ল্যান্ডের USG, CT scan, MRI, প্রভৃতি এবং রক্তে এড্রেনাল গ্ল্যান্ডের বিভিন্ন হরমোনের লেভেল, যেমন এলডোস্টেরন

(aldosterone) হরমোনের লেভেল, গ্লুকোকরটিকয়েড (glucocorticoid) হরমোনের লেভেল, ACTH (Adreno Cortico Tropic Hormone) হরমোনের লেভেল, এপিনেফ্রিন (epinephrine) ও নর-এপিনেফ্রিন (nor-epinephrine) হরমোনের লেভেল, ইত্যাদির পরীক্ষা করাতে হবে।

এককথায়, সেকেন্ডারী হাইপারটেনশানের কারন হিসাবে, প্রাথমিক অসুখটা ডায়গোনোসিসের জন্য, প্রয়োজনীয় ল্যাবরেটরী পরীক্ষা গুলো নিয়ে, আমাদের এখানে, এর থেকে বেশী আর আলোচনা করা সম্ভব নয়। এটা অর্থাৎ সেকেন্ডারী হাইপারটেনশান সম্পূর্ন একটা আলাদা অধ্যায় (chapter), এবং এর চিকিৎসা গুলোও, কারন অনুসারে, সম্পূর্ন আলাদা আলাদা। এই অধ্যায়ের শেষে, কিডিনি এবং এড্রেনাল গ্ল্যান্ডের কিছু common অসুখের সংক্ষিপ্ত আলোচনা করবো, যেখান থেকে এই সেকেন্ডারী হাইপারটেনশানটা বুঝতে আমাদের আরো সুবিধে হবে।

এবারে, আমরা আলোচনা করবো, প্রাইমারী বা এসেনশিয়াল (essential) হাইপার-টেনশানের, অর্থাৎ যে হাইপার-টেনশানের কোন কারন জানা যায় না, সেই হাইপারটেনশানের ল্যাবরেটরী পরীক্ষা গুলোর সম্বন্ধে। এসেনশিয়াল (essential) বা প্রাইমারী হাইপারটেনশানের চিকিৎসার সময়, এই উচ্চ রক্তচাপ থেকে কোন অঙ্গ ক্ষতিগ্রস্থ হচ্ছে কিনা জানার জন্য, আমরা নিচের ল্যাবরেটরী পরীক্ষা গুলো নিয়মিত (routinely) করে থাকি। মনে রাখতে হবে যে, এই টেস্ট গুলো কিন্তু সেকেন্ডারী হাইপারটেনশানের মতন, প্রাইমারী বা এসেনশিয়াল (essential) হাইপারটেনশানের কারন জানার জন্য নয়। কারন আগে বলেছি এবং আবার বলছি যে, প্রাইমারী বা এসেনশিয়াল (essential) হাইপারটেনশানের কোন কারন জানা যায় না, অথবা যে হাইপারটেনশান গুলোর কারন জানা যায় না, সেই উচ্চ রক্তচাপ গুলোকেই আমরা প্রাইমারী বা এসেনশিয়াল (essential) হাইপারটেনশান গ্রুপে ফেলি।

বয়স বাড়লে, একজন ব্যাক্তির যেমন মাথার চুল সাদা হয়ে যায়, চামড়া কুঁচকে যায়, এবং চোখে ছানি পড়ে, ইত্যাদি, ঠিক তেমনি, বয়স বাড়লে রক্তনালী গুলোর ইলাসটিসিটি (প্রসারন ক্ষমতা) ও কমে যায়, এবং রক্তনালী গুলো সরু, শক্ত, ও ভঙ্গুর হয়ে যায়। একে ডাক্তারী ভাষায় বলা হয় আর্টেরীওস-ক্লেরোসিস (arterios-clerosis)। বয়স বাড়লে, রক্তনালী

গুলোর এই স্বাভাবিক আর্টেরীওস-ক্লেরোসিস পরিবর্তনের জন্যই রক্তচাপ বাড়ে, যাকে আমরা বলি প্রাইমারী বা এসেনশিয়াল (essential) হাইপারটেনশান। অতএব, একজন প্রাইমারী বা এসেনশিয়াল (essential) হাইপারটেনশানের রোগীর অনেকদিন উচ্চ রক্তচাপ থাকার জন্য, কোন অঙ্গ ক্ষতিগ্রস্থ হচ্ছে কিনা জানার প্রয়োজনে, যে সমস্ত routine ল্যাবরেটরী পরীক্ষা গুলো করার প্রয়োজন হয়, সে গুলো হলো:

Organ/System	Tests
i) Kidney (Renal):	i) Microscopic urine analysis, Albumin in urine, Blood urea, Serum creatinine, and BUN (blood urea nitrogen), etc.
ii) Electrolytes and endocrine:	ii) Thyroid profile, Serum Na^{+}, Serum K^{+}, and Serum Ca^{2+}.
iii) Metabolic and lipid profile:	iii) Fasting and post prandial blood sugar, Lipid profile (total cholesterol, triglyceride, HDL, and LDL).
iv) Others:	iv) Haematocrit, ECG, and Echocardiogram.

উপরে বর্নিত ল্যাবরেটরী পরীক্ষা গুলো i) 6 মাস বা 1 বছর অন্তর পুনরায় (repeat) করা যেতে পারে, অথবা ii) যদি কোন নতুন অ্যান্টি-হাইপারটেনসিভ ড্রাগ, আমরা আগের ওষুধ গুলোর সঙ্গে যুক্ত করি, তাহলেও সমস্ত পরীক্ষা গুলো আবার পুনরায় করা উচিত, অথবা iii) রোগীর শারীরিক অবস্থা অনুসারে, নতুন নতুন ল্যাবরেটরী পরীক্ষা যোগ হতে পারে।

তৃতীয় পর্ব

হাইপারটেনশানের চিকিৎসা (Treatment of Hypertension)

হাইপার-টেনশানের চিকিৎসায় পর পর কয়েকটা ধাপ আছে, এবং এই ধাপ গুলো হলো: ক) রোগীর অসুখের সঠিক ইতিহাস জানা, এবং খুঁটিয়ে খুঁটিয়ে রোগীর শারীরিক পরীক্ষা করা, খ) রোগীর সঠিক ব্লাড প্রেসার মাপা, গ) প্রয়োজনীয় ল্যাবরেটরীর পরীক্ষা গুলো করা, ঘ) রোগীর লাইফ স্টাইলের পরিবর্তন করা, এবং অবশেষে ঘ) প্রেসার কমানোর ওষুধ বা অ্যান্টি-হাইপারটেনসিভ ড্রাগসের ব্যাবহার শুরু করা।

A) রোগীর বর্তমান সমস্ত অসুখের ইতিহাস জানা এবং শারীরিক পরীক্ষা (History taking and physical examination of patient):

উচ্চ ব্লাড প্রেসারে আক্রান্ত কোন রোগীর, চিকিৎসার প্রথম ধাপ হিসাবে যেটা করা হয়, সেটা হলো রোগীর পুরানো এবং নতুন সমস্ত তথ্য বা ইতিহাস জানা, এবং খুঁটিয়ে খুঁটিয়ে রোগীর শারীরিক পরীক্ষা করা। এতে, আমাদের চারটে লাভ হয় এবং এই চারটে লাভ হলো 1) হাইপার-টেনশানের ডায়গোনোসিসের ব্যাপারে আমরা কনফার্ম হতে পারি, 2) রোগীর আগের থেকে কি কি কারডিয়োভাসকুলার (হার্ট এবং রক্তনালী সংক্রান্ত) রিস্ক ফ্যাক্টরস গুলো আছে, সেগুলো জানতে পারি, 3) যদি ভেবে থাকি যে, এই হাইপারটেনশানটা সেকেন্ডারী হাইপারটেনশান (প্রাথমিক অন্য কোন অসুখের জন্য), তাহলে তার কারন গুলো খুঁজে বার করতে পারি, এবং অবশেষে 4) হাইপারটেনশান ছাড়া, রোগীর অন্য কোন অসুখ বিশুখ আছে কিনা, সেগুলো অনুসন্ধান করতে পারি।

অধিকাংশ ক্ষেত্রে (90% - 95% ক্ষেত্রে), একজন প্রাইমারী বা এসেনশিয়াল হাইপারটেনশানে আক্রান্ত রোগীর, বিন্দুমাত্র কোন উপসর্গ বা লক্ষন থাকেনা। কিছু কিছু ক্ষেত্রে, অনির্দিষ্ট (non-specific) কিছু উপসর্গ এই হাই-ব্লাড প্রেসারের জন্য দেখা দিতে পারে, যেমন মাথা ধরা, বুক ধড় ফড় করা, ক্লান্তি বোধ করা, প্রভৃতি। কিন্তু, ব্লাড প্রেসার না পরিমাপ করে, শুধু এই উপসর্গ গুলো থেকে, হাইপারটেনশানের ডায়গোনোসিস করা সম্ভব নয়। কোন হাইপারটেনশানে আক্রান্ত রোগীর, উচ্চ রক্ত চাপের জন্য যদি

কোন নির্দিষ্ট উপসর্গ থেকে থাকে, তাহলে সেই নির্দিষ্ট উপসর্গ গুলো দু’ টো কারনের জন্য হতে পারে, যেমন:

ক) উচ্চ রক্ত চাপের জন্য যদি কোন জটিলতা বা কমপ্লিকেশান দেখা দেয়, তার জন্য। উদাহরণ স্বরূপ বলা যেতে পারে, i) হাই-ব্লাড প্রেসারের জন্য হার্ট ফেলইওর হলে, রোগীর শ্বাস কষ্ট হবে, ii) উচ্চ রক্ত চাপের জন্য ব্রেন স্ট্রোক হলে, রোগী অজ্ঞান হয়ে যাবে, অথবা রোগীর শরীরের কোন নির্দিষ্ট অংশ প্যারালাইসিস হয়ে যাবে, iii) উচ্চ রক্তচাপের জন্, রেনাল ফেলইওর হলে, রোগীর সমধ্য শরীর ফুলে যাবে, কম ইউরিন হবে, প্রভৃতি।

খ) বর্তমানে, এই হাইপারটেনশানে আক্রান্ত হবার আগে, ঐ ব্যাক্তির প্রথম থেকে কোন অসুখ ছিল এবং তার বহি:প্রকাশ হিসেবে এখনকার উপসর্গ গুলো।

খুঁটিয়ে মৌখিক প্রশ্ন করা ছাড়াও, হাইপারটেনশানের চিকিৎসার একটা প্রধান ধাপ হলো -- খুঁটিয়ে একজন হাইপারটেনশানে আক্রান্ত রোগীর শারীরিক পরীক্ষা করা। এই শারীরিক পরীক্ষার সময়, রোগীর শরীরের ওজন এবং উচ্চতা মাপা হয়, এবং এখান থেকে বেসাল মেটাবলিক ইনডেক্স (Basal Metabolic Index or BMI) নির্ণয় করা হয়। তারপর, রোগীর ব্লাড প্রেসার সঠিক ভাৰে মাপা হয়। প্রয়োজনে দু হাতে এবং পায়ে ও ব্লাড প্রেসার মাপা হয়। এর কারন হলো, শরীরের দু হাতে রক্ত সরবরাহ সমান আছে কিনা জানার জন্য। Coarctation of aorta নামক অসুখ থাকলে, দু হাতে ব্লাড প্রেসার আলাদা হবে। Abdominal aorta নামক পেটের মধ্যে মহাধমনীতে কোন গন্ডগোল থাকলে, হাতের এবং পায়ের ব্লাড প্রেসারের মান আলাদা হবে। অনেক সময় রোগীর বিভিন্ন পজিশানে ও ব্লাড প্রেসার মাপা হয়, যেমন একবার শুইয়ে এবং একবার বসিয়ে অথবা দাঁড়িয়ে। Postural hypotension ডায়গোনোসিসের জন্য, একজন রোগীর এই রকম বিভিন্ন পজিশানে রক্তের প্রেসার মাপা হয়। কোন রোগীর postural hypotension নামক অসুখটা থাকলে, ঐ রোগী যখন শুয়ে থাকবে, তখন তার ব্লাড প্রেসার স্বাভাবিক থাকবে। কিন্তু, ঐ শোয়া থেকে হঠাৎ করে বসে বা দাঁড়িয়ে পড়লে, ঐ রোগীর ব্লাড প্রেসার কমে যাবে, এবং রোগীর মাথা ঘোরাতে থাকবে, এবং চোখে অন্ধকার দেখবে (একে black out বলে)। এই ঘটনাকে বলা হয় postural hypotension।

এরপর, গলায় থাইরয়েড গ্ল্যান্ডের জায়গাটা পরীক্ষা করা হয়। হাইপার থাইরয়েড (hyper-thyroid) বা হাইপো- থাইরয়েড (hypo-thyroid) ধরনের কোন অসুখ আছে কিনা জানার জন্য। হাইপারটেনশানে আক্রান্ত প্রত্যেক রোগীর রেটিনা পরীক্ষা করা খুব জরুরী। কারন, দীর্ঘ্য সময় ধরে, উচ্চ রক্তচাপ থাকলে, শরীরের সমস্ত রক্তনালী গুলোর দেওয়াল ক্রমশ শক্ত এবং ভঙ্গুর হয়ে যায়, এবং সেই রক্তনালী গুলো পরে ফেটে গিয়ে রক্তক্ষরন (haemorrhage) হতে পারে। রেটিনাতে ঐ ভঙ্গুর রক্তনালী গুলো ফেটে গিয়ে রেটিনার মধ্যে রক্তক্ষরণ হোলে, তাকে বলা হয় রেটিনাল হেমোরেজ, এবং ব্রেনের মধ্যে ঐ রকম ভঙ্গুর রক্তনালী গুলো ফেটে গিয়ে ব্রেনের মধ্যে রক্তক্ষরণ হোলে, তাকে বলা হয় ব্রেন হেমোরেজ বা ব্রেন স্ট্রোক। একমাত্র, রেটিনা ছাড়া শরীরের অন্য কোন অংশে, সরাসরি ভাবে রক্তনালী দেখা যায় না, এবং রক্তনালী গুলোর দেওয়ালের অবস্থা বোঝা যায় না। সেইজন্য, রক্তনালী গুলোর দেওয়ালের অবস্থা বোঝার জন্য, একজন হাইপারটেনশানে আক্রান্ত রোগীর রেটিনা পরীক্ষা করা খুবই অপরিহার্য।

B) লাইফ স্টাইল পরিবর্তন:

শুধু ওষুধের দ্বারা ব্লাড প্রেসারের চিকিৎসা করা হয় না, বা সম্ভব নয়। ওষুধের সঙ্গে, রোগীকে লাইফ স্টাইল পরিবর্তন করার ও উপদেশ দেওয়া হয়, এবং এটা খুবই জরুরী। কারন, সঠিক বা বেঠিক লাইফ স্টাইলের সঙ্গে, ব্লাড প্রেসারের কমা বা বাড়ার একটা নির্দিষ্ট সম্পর্ক আছে। কিছু লাইফ স্টাইল আছে, যে গুলোর ব্লাড প্রেসারের উপর খুব ভালো প্রভাব আছে। ফলে, সেই লাইফ স্টাইল গুলো যদি আমরা রেগুলার মেনে চলি, তাহলে প্রি-হাইপারটেনশান বা হাইপারটেনশান (সিস্টোলিক ব্লাড প্রেসার যখন 120 থেকে 140 mm of Hg এবং ডায়াস্টোলিক ব্লাড প্রেসার যখন 80 থেকে 90 mm of Hg এর মধ্যে) হবার আগের অবস্থা থেকে, হাইপারটেনশান হওয়া আমরা আটকাতে পারি। অধিকন্তু, এই নতুন অ্যান্টি-হাইপারটেনসিভ লাইফ স্টাইল, হাইপারটেনশানের চিকিৎসায় ব্যাবহৃত অ্যান্টি-হাইপারটেনসিভ ড্রাগস গুলোকে, প্রেসার কমাতে সাহায্য করে। ফলে, দেখা যাবে, ঐ বিশেষ লাইফ স্টাইলের জন্য কারড়িয়ো-ভাসকুলার

রিস্ক, ব্রেন স্ট্রোকের ঘটনা, হার্ট ফেলইওর এর সম্ভাবনা, কিডিনির অসুখের সম্ভাবনা, প্রভৃতি অনেক কম হয়ে যাবে।

এই বিশেষ লাইফ স্টাইল, যে গুলোর ব্লাড প্রেসারের উপর ভালো প্রভাব আছে, এবং ব্লাড প্রেসার কমাতে সাহায্য করে, সেই লাইফ স্টাইল গুলো হলো – i) কম নুন (NaCl) খাওয়া, ii) বেশী করে পটাশিয়াম (K) খাওয়া, iii) শরীরের ওজন কমানো, iv) শরীরের ফ্যাট কমানো, এবং v) প্রতিদিন 30 মিনিট করে moderately intense physical exercise করা, vi) BMI (Basal Metabolic Index) 25 Kg/M^2 এর আশেপাশে রাখা, এবং অবশেষে vii) রক্তে কোলেস্টেরল, ট্রাই-গ্লিসারাইড, LDL এবং HDL প্রভৃতির মাত্রা ঠিক রাখা।

There is individual variability in the sensitivity of blood pressure to table salt or (sodium chloride) and this variability have genetic basis. যদি, আমরা আমাদের প্রতিদিনের নুন খাওয়া, 4-5 গ্রাম এ কমিয়ে আনতে পারি, তাহলে আমরা আমাদের ব্লাড প্রেসার, অনেকটা কমাতে পারি। খাদ্যে যদি ক্যালসিয়াম (Ca^+), পটাসিয়াম (K^+), এবং ম্যাগনেসিয়াম (Mg^{2+}) এর অভাব থাকে, তাহলে রক্তের প্রেসার বাড়ার বা হাইপারটেনশান হবার সম্ভাবনা বেশী থাকে।

C) ড্রাগস (Drugs) বা ওষুধ

একটা খুব গুরুত্বপূর্ণ প্রশ্ন এবং যেটা এখনো সবার কাছে ধোঁয়াশা, সেটা হলো হাইপারটেনশানের চিকিৎসার জন্য, কখন ওষুধ শুরু করা উচিত। এর উত্তরটা হলো, উপরে বর্ণিত লাইফ স্টাইল কিছুদিন maintain করার পরও যদি দেখা যায় যে, কোন ব্যাক্তির ব্লাড প্রেসার 140/90 mm of Hg বা তার উপরে থাকছে, তাহলে তার অ্যান্টি-হাইপারটেনসিভ ড্রাগস শুরু করা উচিত। কিন্তু, এখানে একটা ব্যাপার আছে, যেটা আমরা আগে আলোচনা করেছি, এবং সেই ব্যাপারটা হলো, যদি কোন ব্যাক্তির, আগের থেকে হার্টের কোন অসুখ থেকে থাকে, অথবা কিডনির কোন অসুখ থেকে থাকে, অথবা অন্য কোন অসুখ থেকে থাকে, এবং কোন ডাক্তার বাবু যদি মনে করেন যে, ঐ ব্যাক্তির ব্লাড প্রেসার 140/90 mm of Hg তে রাখা

উচিত হবে না, তাহলে উনি 140/90 mm of Hg র থেকে অনেক কম ব্লাড প্রসারে ও অ্যান্টি-হাইপারটেনসিভ ড্রাগস শুরু করে, ব্লাড প্রেসার আরো কমিয়ে রাখতে পারেন।

দেখা গেছে সিস্টোলিক ব্লাড প্রেসার 10-20 mm of Hg, এবং ডায়াস্টোলিক ব্লাড প্রেসার 5-10 mm of Hg, বর্তমান প্রেসারের থেকে কমাতে পারলে, ব্রেন স্ট্রোকের সম্ভাবনা 40 % এবং হার্ট ফেলইউর এর সম্ভাবনা 50 % কমে যায়। অবশ্য, বিভিন্ন ওষুধে বিভিন্ন লোকের, বিভিন্ন রকমের রেসপনস হয়। সাধারনত, ব্লাড প্রেসার কমানোর জন্য, একটা ড্রাগ ব্যাবহার করা হয় না। দুটো বা তিনটে ডাগস এর কম্বিনেশান, একসাথে ব্যাবহার করা হয়। তার কারন হলো, একটা ড্রাগ ব্যাবহার করলে, তার counter regulatory mechanism activated হয়ে যায়, এবং ঐ ড্রাগটার অ্যান্টি হাইপার-টেনশান এফেক্ট-টাকে প্রশমিত করে দেয়।

ব্লাড প্রেসার কমানোর জন্য, আমাদের হাতে যত ড্রাগস আছে, সেই ড্রাগস গুলোকে সাধারনত 7 টা গ্রুপে ভাগ করা হয়। এখন, কোন কোন গ্রুপের ড্রাগস কম্বিনেশান করে, একসাথে ব্যাবহার করা হবে, সেটা সম্পূর্নভাবে নির্ভর করে, যিনি চিকিৎসা করছেন, তার উপর। এখন আমরা আলোচনা করবো, অ্যান্টি-হাইপারটেনসিভ ড্রাগস গুলোর ঐ 7 টা গ্রুপস কি কি, এবং প্রতিটা গ্রুপের ড্রাগস গুলোর নাম কি। সমস্ত অ্যান্টি-হাইপারটেনসিভ ড্রাগস গুলোকে যে 7 টা গ্রুপে ভাগ করা হয়, সেই 7 টা গ্রুপস হলো i) ডাই-ইউরেটিকস (diuretics), ii) রেনিন অ্যানজিওটেনসিন সিস্টেম ব্লকারস (RAS blockers), iii) অ্যালডোস্টেরন অ্যানটাগোনিস্ট (aldosterone antagonists), iv) বিটা ব্লকারস (beta blockers), v) আলফা ব্লকারস (alfa blockers), vi) ক্যালসিয়াম চ্যানেল ব্লকারস (calcium channel blockers or CCB), এবং vii) সরাসরি ভাসোডাইলেটরস (direct vasodilators)। এখন, আমরা উপরে উল্লেখিত অ্যান্টি- হাইপারটেনসিভ ড্রাগস গুলোর প্রতিটা গ্রুপ আলদা, আলদা করে বিশদে আলোচনা করবো।

1) ডাই-ইউরেটিকস:

যে সমস্ত ড্রাগস কিডনিতে ইউরিন তৈরীর পরিমান বাড়িয়ে দেয়, তাদেরকে ডাই-ইউরেটিকস বলা হয়। এদের প্রধান কাজ হলো, কিডনিতে ইউরিনের তৈরীর পরিমান বাড়িয়ে, রক্তে এবং শরীরে সোডিয়ামের পরিমাণ কমিয়ে দেওয়া, এবং রক্তের আয়তন কমিয়ে দেওয়া। রক্তের আয়তন কমে গেলে, ব্লাড প্রেসার ও কমে যাবে। এইটাই হোল ডাই-ইউরেটিক ড্রাগস গুলোর কাজের নীতি। যখন, এই ডাই-ইউরেটিক ড্রাগস গুলোর আবিষ্কার হয়নি, তখনও কিন্তু প্রধান অস্ত্র হিসাবে, এই রক্তের আয়তন কমিয়ে ব্লাড প্রেসার কমানোর নীতি প্রয়োগ করা হতো। তখন কিন্তু, মানুষের শরীরে অনেক জোঁক (leech) বসিয়ে, রক্তের আয়তন কমানোর জন্য, শরীর থেকে রক্ত শুষে বার করে দেওয়া হতো।

এই ডাই-ইউরেটিক ড্রাগস গুলো সবাই কিডনিতে কাজ করে, এবং কিডনির রেনাল টিউবলে সোডিয়ামের (Na^+) শোষন কম করে দেয়। অতএব, বেশ কিছু সোডিয়াম ইউরিন দিয়ে বেরিয়ে যায়। ঐ সোডিয়াম (Na^+) কিন্তু আবার একা ইউরিন দিয়ে বেরুতে পারে না। অনেকটা জল নিয়ে ইউরিন দিয়ে বেরোয়। সেইজন্য, ইউরিনের পরিমান বেড়ে যায়। ফলে, শরীরে সোডিয়ামের (Na^+) পরিমান, এবং রক্তের ভলিউম বা আয়তন কমে যায়, এবং, উচ্চ ব্লাড প্রেসার কমে গিয়ে নিয়ন্ত্রনে থাকে। হাইপারটেনশানের চিকিৎসায় ডাই- ইউরেটিকস গুলোকে first line of drugs হিসেবে ধরা হয়। এই ডাইউরেটিকস গ্রুপের যে ড্রাগস গুলো সব থেকে বেশী ব্যাবহৃত হয়, সেই ড্রাগস গুলো হলো ক্লোরথ্যালিডন (Chlorthalidone), হাইড্রো-ক্লোরথায়াজাইট (Hydro-chlorthiazide), টোরাসেমাইড (Torasemide), জিপামাইড (Xipamide), ফ্রুসেমাইড (Frusemide), ইত্যাদি।

এর্মাজেন্সি বা আপদকালীন ব্লাড প্রেসার কমানোর জন্য ফ্রুসেমাইড (Frusemide) ইনট্রাভেনাসলি (ভেনের মধ্য দিয়ে) খুব ব্যাবহৃত হয়, এবং ড্রাগ অফ চয়েস (drug of choice)। ক্রনিক হার্ট ফেলইওর (chronic heart failure) এর চিকিৎসার জন্য টোরাসেমাইড, এবং ফ্রুসেমাইড, ট্যাবলেটের আকারে ও, খুব ব্যাবহৃত হয়। হাই ডোজে, অনেকদিন ধরে, ব্লাড প্রেসার কমানোর জন্য, ডাই ইউরেটিকস ব্যাবহার করলে যে অসুবিধে গুলোর সম্মুখীন হতে হয়, সেই অসুবিধে গুলো হলো i) রক্তে সোডিয়াম (Na^+), পটাসিয়াম (K^+), এবং ক্লোরাইডের (Cl^+) পরিমান বেশী কমে যাওয়া। একে

ডাক্তারী ভাষায় বলা হয় ইলেকট্রোলাইট ইমবেলেন্স (electrolyte imbalance)। ii) রক্তে ইউরিক অ্যাসিডের মাত্রা বেড়ে যাওয়া। একে ডাক্তারী ভাষায় বলা হয় হাইপার-ইউরিসেমিয়া (Hyper- uricaemia)। iii) রক্তে ব্লাড গ্লুকোজের মাত্রাও বাড়তে পারে। কিন্তু, ক্লিনিক্যালি (practically) হাইপার টেনশানের চিকিৎসার জন্য, যখন এই ডাই ইউরেটিক ড্রাগস গুলো ব্যাবহার করা হয়, তখন কিন্তু খুব অল্প মাত্রায় (ডোজে) এদের ব্যাবহার করা হয়, এবং সেই অল্প মাত্রায় এই ডাই-ইউরেটিক ড্রাগস গুলোর উপরে উল্লেখিত পার্শ্ব পতিক্রীয়া গুলো দেখা যায় না।

2) ব্লকারস অফ রেনিন অ্যানজিওটেনসিন সিস্টেম:

ব্লক (Block) করা কথাটার মানে হলো বাধা দেওয়া, অথবা কারোর কাজকে আটকে দেওয়া। যে সমস্ত ড্রাগস বা ওষুধ গুলো, অন্য কোন কেমিক্যালদের কাজকে ব্লক করে বা বাধা দেয়, তাদেরকে বলা হয় ব্লকারস (blockers)। যে সমস্ত ওষুধ গুলো রেনিন অ্যানজিওটেনসিন সিস্টেমের কাজকে বাধা দেয়, তাদের কে বলা হয় ব্লকারস অফ রেনিন অ্যানজিওটেনসিন সিস্টেম (RAS)। আগে, দীর্ঘ্য মেয়াদী ব্লাড প্রেসার রেগুলেশানের আলোচনার সময়, এই রেনিন অ্যানজিওটেনসিন সিস্টেমটা কি, সেটা আমরা আলোচনা করেছি, এবং এই রেনিন অ্যানজিওটেনসিন সিস্টেম আলোচনার সময় অ্যানজিওটেনসিন কনভার্টিং এনজাইম (ACE) কি সেটাও আমরা আলোচনা করে জেনেছি। এখন, আমরা আলোচনা করবো, কি কি ড্রাগস দিয়ে এই RAS কে ব্লক করা হয় এবং ব্লাড প্রেসার কমানো হয়। এই গ্রুপের ড্রাগস গুলোকে, আবার, দুটো ভাগে ভাগ করা হয়। এই দু টো ভাগ হলো ক) অ্যানজিওটেনসিন কনভার্টিং এনজাইম ইনহিবিটর or ACEI (Angiotensin converting enzyme inhibitor)। ইনহিবিটর (inhibitor) কথাটার মানে হোল যে ইনহিবিট (inhibit) বা প্রশমিত করা, এবং খ) অ্যানজিওটেনসিন রিসেপটর ব্লকার or ARB (Angiotensin receptor blocker)

আমরা আগেই জেনেছি যে, ইনহিবিশান (inhibition) মানে হলো প্রশমিত করা। যারা প্রশমিত করে, তাদের কে বলা হয় ইনহিবিটারস (inhibitors)। ACEI ড্রাগস গুলো ACE কে ইনহিবিশান বা প্রশমিত করে বলে, ওদের কে ACEI ড্রাগস বলা হয়। ACE অ্যানজিওটেনসিন-1 (AT-

1) কে অ্যানজিওটেনসিন-2 (AT-2) তে পরিণত করে। ফলে, ACEI ড্রাগস গুলো ব্যাবহারের জন্য অ্যানজিওটেনসিন-1 (AT-1) থেকে অ্যানজিওটেনসিন 2 (AT-2) তৈরী হয় না। AT-2 এর কাজ হলো, রক্তনালী গুলোকে সংকুচিত করিয়ে, ব্লাড প্রেসার বাড়িয়ে রাখা। ফলে, AT-2 এর অভাবে, ব্লাড প্রেসার কমতে থাকবে। এই ACEI ড্রাগস গুলো হলো: ক্যাপটোপ্রিল (Captopril), এনালেপ্রিল (Enalepril), রামিপ্রিল (Ramipril), লিসিনোপ্রিল (Lisinopril), প্রভৃতি।

অন্যদিকে, অ্যানজিওটেনসিন রিসেপটর ব্লকার (ARB) গ্রুপের ড্রাগস গুলো, ACEI ড্রাগস গুলোর মতন, AT-1 থেকে AT-2 তৈরীতে বাধা দেয় না। কিন্তু, AT-2 টা তৈরী হবার পর, ঐ AT-2 যে রিসেপটর গুলোর উপর কাজ করে, সেই রিসেপটর গুলোকে ব্লক করে দেয়। ফলে, AT-2 তৈরী হলেও, ওরা কাজ করতে পারেনা, এবং ব্লাড প্রেসার কমে যায়। হাইপারটেনশানের চিকিৎসার জন্য, এই গ্রুপের ড্রাগস গুলো এখন সব থেকে বেশী ব্যাবহৃত হচ্ছে, এবং এদের নাম গুলো হলো - লোসারটান (Losartan), টেলমিসারটান (Telmisartan), ওলমিসারটান (Olmisartan), ভালসারটান (Valsartan), প্রভৃতি।

এই অ্যান্টি রেনিন অ্যানজিওটেনসিন সিস্টেমের ড্রাগস গুলো, যারা রেনিন অ্যানজিওটেনসিন সিস্টেম কে প্রশমিত করে, ব্লাড প্রেসার কমায়, তাদের কিছু সুবিধে ও অসুবিধে আছে। এদের প্রধান সুবিধে গুলো হলো - ডাই-ইউরেটিকস ড্রাগস গুলোর মতন এরা রক্তে কোন রকম ইলেকট্রোলাইট ইমবেলেনস (electrolyte imbalance) করে না। ফলে, ব্লাড ভলিউম (রক্তের আয়তন) এবং রক্তের Na^+ ও Cl^- এর লেভেল ঠিক থাকে। কিন্তু, এদের ব্যাবহারে রক্তে K^+ এর লেভেল কিছুটা বাড়ে, বা বাড়ার সম্ভাবনা থাকে। সেইজন্য, অন্যকোন অসুখের কারনে, যদি হাইপারক্যালেমিয়া (high K^+ level in blood) থাকে, তাহলে হাইপার-টেনশানের চিকিৎসার জন্য, এই গ্রুপের ড্রাগস গুলো ব্যাবহার করা যাবে না। এই গ্রুপের ড্রাগস গুলোর, আরো একটা প্রধান সুবিধে হলো, হাইপার-টেনশানের জন্য হার্টের, এবং কিডনির টিস্যুতে যে খারাপ পরিবর্তন গুলো হতে থাকে, সেগুলো হতে দেয় না, এবং হলেও তাকে অনেকটা reverse

করে দেয়। অধিকন্তু, এই গ্রুপের ড্রাগস গুলো ডায়াবেটিক নেফ্রোপ্যাথি হতে দেয় না।

কিন্তু, এই অ্যান্টি রেনিন অ্যানজিওটেনসিন সিস্টেমের ড্রাগস গুলোর (ACEIs + ARBs) প্রধান অসুবিধে হলো, প্রেগনেনসি থাকলে বা গর্ভাবস্থার মহিলাদের হাইপার-টেনশানের ক্ষেত্রে, এদের, একদমই ব্যাবহার করা যাবেনা। কারন, এই ড্রাগস গুলো বাচ্চার জন্মগত ডিফেক্ট করে। অধিকন্তু ACEI ড্রাগস গুলোর ব্যাবহারের সময়, রোগীর অনেক সময় খুব কাশী হয়। তখন ACEI গ্রুপের অ্যান্টি হাইপার-টেনসিভ ড্রাগ বন্ধ করে, অন্য অ্যান্টি-হাইপারটেনসিভ গ্রুপের ড্রাগ ব্যাবহার করতে হয়।

3) অ্যালডোস্টেরন অ্যানটাগোনিস্ট (Aldosterone Antagonist):

অ্যাগোনিস্ট (agonist) কথাটার মানে হলো, কারোর কাজকে উৎসাহিত করা বা তরান্বিত করা, এবং অ্যানটা-গোনিস্ট (antagonist) কথাটার মানে হলো, কারোর কাজে বাধা দেওয়া। অতএব, যে সমস্ত ড্রাগস অ্যালডোস্টেরন হরমোনের কাজে বাধা দেয়, তাদের কে বলা হয় অ্যালডোস্টেরন অ্যানটা-গোনিস্ট। আগেই, দীর্ঘ্য মেয়েদী ব্লাড প্রেসার রেগুলেশান আলোচনার সময়, আমরা এই অ্যালডোস্টেরন (aldosterone) হরমোন নিয়ে আলোচনা করেছি, এবং এখানে আবার একটু আলোচনা করবো। অ্যালডোস্টেরন হরমোন অ্যাড্রেনাল (adrenal) বা সুপ্রারেনাল (suprarenal) গ্ল্যান্ড থেকে নিঃসৃত হয়। এর কাজ হলো, কিডনির রেনাল টিউবলস গুলো থেকে Na^+ এবং জলকে শোষন করা, এবং ব্লাড প্রেসার কে বাড়িয়ে রেখে একটা balance maintain করা, যেটাকে আমরা normal blood pressure হিসাবে দেখি।

অ্যানটা-গোনিজম (antagonism) কথাটার মানে হলো কোন কাজ কে বাধা দেওয়া, এবং যারা বাধা দেয়, তাদের কে বলা হয় অ্যানটা-গোনিস্ট (antagonist)। অ্যালডোস্টেরন হরমোনের কাজ কে যারা বাধা দেয়, তাদের কে বলা হয় অ্যালডোস্টেরন অ্যানটা-গোনিস্ট। এখন, আমরা যদি কোন অ্যালডোস্টেরন অ্যানটা-গোনিস্ট মেডিসিন দিয়ে, এই অ্যালডোস্টেরন হরমোনের কাজটাকে বাধা দিতে পারি (antagonism করতে পারি), তাহলে কিডনির রেনাল টিউবলস গুলো থেকে Na^+ এবং তার সঙ্গে কিছুটা জলের

শোষন ও ব্যাহত হবে, এবং ঐ Na^+ ও জল ইউরিন দিয়ে বেরিয়ে যাবে, এবং ব্লাড প্রেসারের ব্যালেনসটা নীচের দিকে থাকবে, অর্থাৎ ব্লাড প্রেসার কমে যাবে। ব্লাড প্রেসার কমাবার জন্য aldosterone antagonist হিসাবে, আমরা সাধারনত যে দুটো ড্রাগস ব্যাবহার করে থাকি, সেই দুটো ড্রাগস হলো Spironolactone এবং Eplerenone. এই দুটো ড্রাগস, সাধারনত, সিঙ্গল ড্রাগ হিসাবে ব্যাবহার করা হয়না। এদের অন্যান্য অ্যান্টি-হাইপার-টেনসিভ ড্রাগের সাথে যৌথ ভাবে (কম্বিনেশান হিসাবে) ব্যাবহার করা হয়।

ডাই-ইউরেটিকস ড্রাগস গুলো থেকে এদের পার্থক্য হলো, ডাই-ইউরেটিকস ড্রাগস গুলো রক্ত থেকে Na^+ এবং K^+, উভয়কেই ইউরিন দিয়ে বার করে দেয়। ফলে, রক্তে Na^+ এবং K^+, উভয়েরই মাত্রা কমে যায়। অন্যদিকে, অ্যালডোস্টেরন অ্যানটা-গোনিস্ট ড্রাগস গুলো (Spironolactone এবং Eplerenone) রক্ত থেকে শুধু Na^+ কে ইউরিন দিয়ে বার করে দেয়, এবং K^+ কে ইউরিন দিয়ে বার হতে বাধা দেয়। ফলে, অ্যালডোস্টেরন অ্যানটা-গোনিস্ট ব্যাবহার করলে রক্তে Na^+ এর মাত্রা কমবে, কিন্তু K^+ এর মাত্রা কমবে না, অথবা বাড়তেও পারে। ডাই-ইউরেটিকস এবং অ্যালডোস্টেরন অ্যানটা-গোনিস্ট দের মধ্যে আরো একটা পার্থক্য হলো, এরা কিডনির রেনাল টিউবলস এর আলাদা আলাদা জায়গায় কাজ করে।

অ্যান্টি-হাইপার-টেনসিভ হিসাবে, অ্যালডোস্টেরন অ্যানটা-গোনিস্ট ড্রাগস গুলোর ব্যাবহারের আসল জায়গা হলো, কোন রোগীর হাইপার-টেনশানের সঙ্গে, যদি ওর হার্ট ফেলইওর থাকে। এই রকম অবস্থায়, শুধু অ্যান্টি-হাইপার-টেনসিভ ড্রাগস গুলো ভালো কাজ করতে পারে না। কারন, হার্ট ফেলইওর থাকলে রক্তে অ্যালডোস্টেরন এর মাত্রা বেড়ে যায়। ফলে, এই রকম অবস্থায়, অ্যান্টি-হাইপার-টেনসিভ প্লাস অ্যালডোস্টেরন অ্যানটা-গোনিস্ট হলো ড্রাগ অফ চয়েস (drug of choice)।

4) বিটা ব্লকারস (Beta blockers):

আমরা আগে আলোচনা করেছি যে, অটোনোমিক নার্ভাস সিস্টেম নামে আমাদের একটা আলাদা নার্ভাস সিস্টেম আছে, যে অজান্তে আমাদের শরীরের সমস্ত শারীর বৃত্তীয় (physiological) কাজ গুলো কন্ট্রোল করে থাকে, যেমন হার্ট, ফুসফুস, লিভার, খাদ্যনালী, সমস্ত রকমের গ্ল্যান্ডস,

রক্তনালী, ব্রেন, প্রভৃতি অঙ্গের সমস্ত স্বাভাবিক কাজকর্ম গুলো। এছাড়াও, আমাদের শরীরে, অন্য আরো একটা নার্ভাস সিস্টেম আছে, তার নাম হলো সোমাটিক নার্ভাস সিস্টেম। এর দ্বারা আমরা আমাদের ইচ্ছে মতন, কিছু মাংসপেশীকে চালনা করে হাত পা নাড়তে পারি, কথা বলতে পারি, চিবোতে পারি, ডোক গিলতে পারি, চোখ নাড়তে পারি, এবং চোখ খোলা বা বন্ধ করতে পারি, প্রভৃতি।

উপরে উল্লেখিত, এই অটোনোমিক নার্ভাস সিস্টেমের আবার দু টো ভাগ আছে (আগে ও আলোচনা করেছি) এবং এই দুটো ভাগ হলো - সিমপ্যাথেটিক নার্ভাস সিস্টেম এবং প্যারা-সিমপ্যাথেটিক নার্ভাস সিস্টেম। এদের মধ্যে সিমপ্যাথেটিক নার্ভাস সিস্টেমই ব্লাড প্রেসার কে রেগুলেট করে। সিমপ্যাথেটিক নার্ভাস সিস্টেমকে অ্যাক্টিভেট করলে ব্লাড প্রেসার বাড়ে, এবং ব্লক বা প্রশমিত করলে ব্লাড প্রেসার কমে। সিমপ্যাথেটিক নার্ভাস সিস্টেমের এই ব্লাড প্রেসার বাড়ানোর মেকানিজম (mechanism) বা প্রক্রিয়া হলো - সিমপ্যাথেটিক সিস্টেমকে অ্যাক্টিভেট বা উত্তেজিত করলে হার্ট রেট বাড়ে, এবং হার্টের মাংসপেশীর ফোর্স অফ কনট্রাকশান বাড়ে। ফলে, কারডিয়াক আউটপুট (CO) বাড়ে, এবং তার সঙ্গে ব্লাড প্রেসার বাড়ে। অধিকন্তু, সিমপ্যাথেটিক সিস্টেমকে অ্যাক্টিভেট করলে, রক্তনালী গুলো সংকুচিত হয় এবং ওদের ব্যাসার্ধ কমে যায়। ফলে, তার জন্যও ব্লাড প্রেসার বাড়ে। অতএব, সিমপ্যাথেটিক সিস্টেমকে অ্যাক্টিভেট করলে, ব্লাড প্রেসার বাড়ার কারন হোল দুটো এবং সেই দুটো কারন হলো - কারড়িয়াক আউটপুট বাড়া এবং রক্তনালী গুলোর সংকুচিত হওয়া।

আরো দেখা গেছে, সিমপ্যাথেটিক নার্ভাস সিস্টেমের এই সমস্ত কাজ, দু ধরনের রিসেপটর দ্বারা সম্পাদিত হয়, এবং এই দু ধরনের রিসেপটরস গুলো হলো বিটা রিসেপটরস (beta receptors), এবং আলফা রিসেপটরস (alfa receptors)। এই বিটা রিসেপটরস গুলো সাধারণত আমাদের হার্টে, মাংসপেশীতে, শ্বাসনালীতে, এবং আরো কিছু বিশেষ বিশেষ জায়গায় থাকে। অন্যদিকে, আলফা রিসেপটরস গুলো প্রধানত আমাদের রক্তনালী, প্রস্টেট গ্ল্যান্ড, এবং আরো কিছু বিশেষ বিশেষ জায়গায় থাকে। এই সব কিছু এখানে আর বিশদে আলোচনা করা সম্ভব নয়।

বিটা রিসেপটরস গুলোকে উত্তেজিত করলে, হার্টের সমস্ত কাজকর্ম বেড়ে যায়, এবং ব্লাড প্রেসার ও বাড়তে থাকে। বিটা রিসেপটরস গুলোকে ব্লক বা প্রশমিত করলে, হার্টের সমস্ত কাজকর্ম কমে যায় এবং ব্লাড প্রেসার ও কমতে থাকে। অন্যদিকে, আলফা রিসেপটরস গুলোকে উত্তেজিত করলে, রক্তনালী গুলো সংকুচিত হয় এবং ব্লাড প্রেসার বেড়ে যায়। আবার, আলফা রিসেপটরস গুলোকে ব্লক বা প্রশমিত করলে, রক্তনালী গুলো প্রসারিত হয় (ব্যাসার্ধ বেড়ে যায়), এবং ব্লাড প্রেসার কমে যায়। এই সমস্ত আলোচনা, ব্লাড প্রেসার রেগুলেশানের আলোচনার সময় করা হয়েছে। অতএব, বিটা রিসেপটরস গুলোকে ব্লক করলে, হার্টের কাজকর্ম কমে গিয়ে ব্লাড প্রেসার কমে যায়, এবং আলফা রিসেপটরস গুলোকে ব্লক করলে, রক্তনালী গুলো প্রসারিত হয়ে, ব্লাড প্রেসার কমে যায়।

এখন, আমরা আলোচনা করবো, শুধু এই বিটা ব্লকার ড্রাগস গুলো নিয়ে। যে সমস্ত ড্রাগস্, বিটা রিসেপটরস গুলোকে ব্লক বা প্রশমিত করে, বা তাদের কাজে বাধা দেয়, তাদের কে বলা হয় বিটা ব্লকারস। প্রচুর রকমের বিটা ব্লকার ড্রাগস আছে, এবং তাদের প্রচুর রকমের অসুখে ব্যাবহার করা হয়। যেমন, সমস্ত বিটা রিসেপটরস গুলোকে আবার দুটো গ্রুপে ভাগ করা হয় বিটা-১ (beta-1) এবং বিটা-২ (beta-2)। এই প্রত্যেকটা গ্রুপের, আবার, আলাদা আলাদা করে ব্লকার আছে। আবার কিছু ড্রাগস আছে, যারা উভয় বিটা এবং আলফা উভয় রিসেপটর গুলোকে ব্লক করে। আমরা সেইসব খুব কঠিন বা গভীর আলোচনায় যাবো না। আমরা এখানে আলোচনা করবো, শুধু ঐ বিটা ব্লকারস গুলো, যাদের হাইপার-টেনশানের চিকিৎসায় ব্যাবহার করা হয়, এবং এই বিটা ব্লকারস গুলো হলো - প্রোপ্রানোলোল (propranolol), এ্যাটেনোলোল (atenolol) মেটোপ্রোলোল (metoprolol), বিসোপ্রোলোল (bisoprolol), নেভিবোলোল (nevibolol), এবং কারভেডিলোল (carvedilol), ইত্যাদি।

কিছুদিন আগে পর্যন্ত্য, প্রোপ্রানোলোল এবং এ্যাটেনোলোল, এই ড্রাগস দু'টো হাইপার-টেনশানের চিকিৎসায় খুব ব্যাবহার করা হতো। কিন্তু, এখন আর এদের এই কাজে বেশী ব্যাবহার করা হয় না। বর্তমানে, অ্যান্টি-হাইপারটেনসিভ হিসাবে, বিটা ব্লকার ড্রাগস গুলোর মধ্যে, মেটোপ্রোলোলের ব্যাবহার সব থেকে বেশী। কিন্তু অ্যান্টি-হাইপারটেনসিভ

হিসাবে, বিসোপ্রোলোল ও নেভিবোলোলের ব্যাবহার আস্তে আস্তে বাড়ছে, এবং প্রধানত যদি হাইপার-টেনশানের সঙ্গে হার্টের অসুখ থেকে থাকে। কারভেডিলোল (carvedilol) হলো একটা বিটা ব্লকার, যার আলফা রিসেপটর গুলোকে ও ব্লক করার ক্ষমতা আছে। সেইজন্য, একে উভয় বিটা এবং আলফা রিসেপটর ব্লকার ও বলা হয়। অ্যান্টি-হাইপার-টেনসিভ ড্রাগ হিসাবে এর ও ব্যাবহার আস্তে আস্তে বাড়ছে।

অতএব, আশাকরি এতক্ষনে বোঝাগেল যে, i) বিটা রিসেপটর ব্লকার ড্রাগস গুলো কি, ii) কিভাবে এই বিটা ব্লকার ড্রাগস গুলো কাজ করে, এবং iii) কি কি বিটা ব্লকারস, আমরা ব্লাড প্রেসার কমাবার জন্য ব্যাবহার করি। সাধারনত, ব্লাড প্রেসার কমাবার জন্য এদের একক ভাবে (singly) ব্যবহার করা হয় না। অন্যান্য, অ্যান্টি-হাইপার-টেনসিভ ড্রাগের সাথে, যৌথ ভাবে এদের ব্যাবহার করা হয়।

5) আলফা ব্লকারস (Alfa blockers):

সমপ্যাথেটিক সিস্টেমের আলফা রিসেপটরস গুলোকে, যে ড্রাগস গুলো ব্লক বা প্রশমিত করে, তাদেরকে আলফা ব্লকারস বলা হয়। একটু আগেই, আমরা আলোচনা করলাম যে, সিমপ্যাথেটিক সিস্টেমের আলফা রিসেপটরস গুলো রক্তনালীতে থাকে, এবং এই আলফা রিসেপটরস গুলোকে উত্তেজিত করলে রক্তনালী গুলোর ব্যাসার্ধ কমে যায়, অর্থাৎ রক্তনালী গুলো সংকুচিত হয়, এবং ব্লাড প্রেসার বাড়ে। অতএব, এটাই স্বাভাবিক যে, কোন ড্রাগ দিয়ে এই আলফা রিসেপটরস গুলোকে ব্লক করলে, ভেসোডাইলেটেশান (vasodilatation) হবে, অর্থাৎ রক্তনালী গুলো প্রসারিত হবে (ব্যাসার্ধ বাড়বে), এবং ব্লাড প্রেসার কমতে থাকবে। হাইপার-টেনশানের চিকিৎসায়, ব্লাড প্রেসার কমাবার উদ্দেশ্যে, এই আলফা রিসেপটরস গুলোকে ব্লক বা প্রশমিত করার জন্য, যে ড্রাগটা প্রায়ই ব্যাবহার হয়ে থাকে, সেটা হলো প্রাজোসিন (prazosin)।

আরো কিছু, আলফা রসেপটরস গুলোকে ব্লক করে, এমন ও, ড্রাগস আছে, যেমন: টেরাজোসিন (terazosin), ট্যামসুলোসিন (tamsulosin), সিলোডোসিন (silodosin), আলফুজোসিন (alfuzosin), প্রভৃতি। ফলে, এদের ও আলফা ব্লকারস বলা হয়। কিন্তু, এদের হাইপার-টেনসানের

চিকিৎসায়, ব্লাড প্রেসার কমানোর জন্য ব্যাবহার করা হয় না। কারন, ওরা যে স্পেসিফিক (specific) আলফা রিসেপটরস গুলো ব্লক করে, সে গুলো শুধু প্রস্টেট গ্ল্যান্ডেই থাকে। সেইজন্য, প্রস্টেট গ্ল্যান্ড বড় হলে (hypertrophy of prostate), ওর সাইজ কমাবার জন্য, ঐ ওষুধ (আলফা ব্লকারস) গুলো ব্যাবহার করা হয়, এবং খুব কার্যকারী হয়।

6) ক্যালসিয়াম চ্যানেল ব্লকারস (Calcium Channel Blockers or CCB):

এদের সংক্ষেপে CCB বলা হয়। প্রথমে, আমরা এই ক্যালসিয়াম চ্যানেলস (CC) গুলো কি, সেটা একটু আলোচনা করে নেবো। তাহলে, এই CCB ড্রাগস গুলো কি ভাবে ব্লাড প্রেসার কমায়, সেটা বুঝতে সুবিধে হবে। সমস্ত রক্তনালীর দেওয়ালে অনৈচ্ছিক মাংসপেশীর (smooth muscles) যে ফাইবারস বা কোষ গুলো থাকে, তাদের সেল মেমব্রেনে কিছু চ্যানেলস বা রাস্তা থাকে, যার মধ্য দিয়ে ক্যালসিয়াম আয়ন (Ca^{2+}) গুলো, কোষের মধ্যে ঢুকতে এবং কোষের থেকে বেরুতে পারে। ফলে, এই চ্যানেলস বা রাস্তা গুলোকে ক্যালসিয়াম চ্যানেলস (CC) বলা হয়।

এবারে, প্রশ্নটা হলো এই Ca^{2} আয়ন গুলো বাইরের থেকে, ঐ ক্যালসিয়াম চ্যানেল গুলোর মধ্য দিয়ে, রক্তনালীর দেওয়ালে অবস্থিত, অনৈচ্ছিক মাংস পেশীর কোষ গুলোর মধ্যে, ডোকার পরে কি হয়। উত্তরটা হলো - এই রক্তনালীর দেওয়ালে অবস্থিত, ঐ অনৈচ্ছিক মাংস পেশীর কোষ গুলোর মধ্যে অ্যাকটিন (actin) এবং মায়োসিন (myosin) নামে দু ধরনের সরু সরু অনেক প্রোটিন ফাইবার থাকে। এদের কাজ হলো - পরস্পরের সাথে যুক্ত হয়ে, অনৈচ্ছিক মাংস পেশীর কোষ গুলোকে সংকোচন করানো। এখন, এই অ্যাকটিন এবং মায়োসিন ফাইবার গুলো যুক্ত হয়ে, রক্তনালীর দেওয়ালে অবস্থিত মাংস পেশীর কোষ গুলোর সংকোচন হবার জন্য, Ca^{2+} আয়নের ভীষন ভাবে প্রয়োজন হয়।

স্বাভাবিক অবস্থায়, অর্থাৎ যখন রক্তনালীর দেওয়াল গুলো প্রসারিত অবস্থায় থাকে, তখন এই মাংস পেশীর কোষ গুলোর দেওয়ালে অবস্থিত ক্যালসিয়াম চ্যানেলস (CC) গুলো বন্ধ অবস্থায় থাকে। কিন্তু, যখন রক্তনালী গুলোর দেওয়ালের অবস্থিত, ঐ অনৈচ্ছিক মাংস পেশীর কোষ গুলোর

সংকোচনের দরকার হয়, তখন ঐ ক্যালসিয়াম চ্যানেলস গুলো খুলে যায় এবং Ca^{2+} আয়ন ঐ খোলা চ্যানেল গুলোর মধ্যদিয়ে বাইরের থেকে ঐ অনৈচ্ছিক মাংস পেশীর কোষ গুলোর মধ্যে ডুকতে থাকে। তারপর, যখন কোষের মধ্যে Ca^{2+} আয়নের ঘনত্ব (concentration) একটা নির্দিষ্ট মাত্রায় পৌঁচায়, তখন ঐ অ্যাকটিন ও মায়োসিন প্রোটিন ফাইবারস গুলো পরস্পরের সাথে যুক্ত হয়ে, ছোট হয়ে যায়, এবং রক্তনালীর দেওয়ালে অবস্থিত ঐ অনৈচ্ছিক মাংসপেশীর কোষ গুলো সংকুচিত হয়।

ক্যালসিয়াম চ্যানেল ব্লকার (CCB) ড্রাগস গুলো, ঐ ক্যালসিয়াম চ্যানেলস (CC) গুলোকে ব্লক বা বন্ধ করে দেয়। ফলে, বাইরের থেকে Ca^{2+} আয়ন আর, ঐ ক্যালসিয়াম চ্যানেল গুলোর মধ্য দিয়ে, রক্তনালী গুলোর দেওয়ালের অবস্থিত ঐ অনৈচ্ছিক মাংস পেশীর কোষ গুলোর মধ্যে ডুকতে পারে না → ফলে, অ্যাকটিন ও মায়োসিন প্রোটিনের মধ্যে রিঅ্যাকশান হয় না → ফলে, রক্তনালীর দেওয়ালের অনৈচ্ছিক মাংস পেশী গুলোর সংকোচন হয় না → ফলে, রক্তনালী গুলোর ব্যাসার্ধ কমে না → ফলে, রক্তনালী গুলোর দেওয়াল প্রসারিত (dilatation) অবস্থায় থাকে → ফলে, ব্লাড প্রেসার কমে যায়।

তাহলে, আশাকরি এতক্ষনে বোঝাগেল, i) ক্যালসিয়াম চ্যানেলস (CC) গুলো কি, ii) ক্যালসিয়াম চ্যানেলস (CC) গুলো কোথায় থাকে, iii) ক্যালসিয়াম চ্যানেলস (CC) গুলো কি কাজ করে, এবং iv) ক্যালসিয়াম চ্যানেল ব্লকার (CCB) ড্রাগস গুলো কেমন ভাবে ব্লাড প্রেসার কমায়। এখন, আমরা আরো একটু গভীরে আলোচনা করবো। সেই আলোচনাটা হচ্ছে, এই সমস্ত ক্যালসিয়াম চ্যানেলস গুলোকে, আমরা সাধারনত তিনটে গ্রুপে ভাগ করি, এবং এই তিনটে গ্রুপস হলো - i) L-type ক্যালসিয়াম চ্যানেলস (CC), ii) T-type ক্যালসিয়াম চ্যানেলস্ (CC), এবং iii) N-type ক্যালসিয়াম চ্যানেলস (CC)। ডাক্তারী প্রাকটিসে আমরা যত CCB ড্রাগস গুলো ব্যাবহার করি, সেগুলো সবই ঐ L-typc ক্যালসিয়াম চ্যানেলস (CC) গুলোকে ব্লক করে। অতএব, এই L-type ক্যালসিয়াম চ্যানেল (CC) ব্লকার গুলোকেই, আমরা সাধারন ভাবে ক্যালসিয়াম চ্যানেল ব্লকার (CCB) বলি।

এখন, এই সমস্ত CCB ড্রাগস গুলোকে, আমরা আবার তিনটে গ্রুপে ভাগ করি, এবং এই তিনটে গ্রুপস হলো i) ভেরাপামিল (Verapamil) গ্রুপ, ii) ডিলটিয়াজেম (Diltiazem) গ্রুপ, এবং iii) নাইফেডিপিন (Nifedipin) গ্রুপ। ভেরাপামিল এবং ডিলটিয়াজেম ড্রাগ দু টো হার্টের উপর কাজ করে, হার্ট রেট কমায়, এবং আরো অন্যান্য কাজ করে। সেইজন্য, ওদের হার্টের চিকিৎসায় ব্যাবহার করা হয়, হাইপার-টেনশানের চিকিৎসায় নয়, কারন ওরা ব্লাড প্রেসার কমায় না। নিফেডিপিন গ্রুপের CCB গুলো রক্তনালীর উপর কাজ করে, এবং ব্লাড প্রেসার কমায়। সেইজন্য, এদের হাইপার-টেনশানের চিকিৎসায় ব্যাবহার করা হয়। নিফেডিপিন গ্রুপের (nifedipine groups) ড্রাগস গুলোর নাম হলো - নিফেডিপিন (Nifedipin), অ্যামলোডিপিন (Amlodipin), সিলনিডিপিন (Cilnidipin), ফেলোডিপিন (Felodipin), লাসিডিপিন (Lasidipin), প্রভৃতি। এদের মধ্যে অ্যামলোডিপিন, এবং সিলনিডিপিন সব থেকে বেশী ব্যাবহৃত হয়।

7) ডাইরেক্ট ভাসো-ডাইলেটরস (Direct vaso-dilator):

ভাসো-ডাইলেটর (vaso-dilator) = ভাসো (vaso) + ডাইলেটর (dilator)। ভাসো (vaso) কথাটার মানে হলো ভেসেল (vessel) বা রক্তনালী। ডাইলেট (dilate) কথাটার মানে হলো প্রসারিত করা এবং যারা প্রসারিত করে, তাদের বলা হয় ডাইলেটর (dilator)। অতএব, vessels বা রক্তনালী গুলোকে যারা dilate বা প্রসারিত করে, তাদেরকে বলা হয় ভাসো-ডাইলেটর (vaso-dilator)। এই ভাসো-ডাইলেটর ড্রাগস গুলো সরাসরি (directly) রক্তনালীর দেওয়ালে অবস্থিত অনৈচ্ছিক মাংস পেশী এর উপর কাজ করে, ঐ মাংসপেশী গুলোকে রিলাক্স (relax) করিয়ে দেয়, এবং রক্তনালী গুলো তখন প্রসারিত (dilate) হয়ে যায়। সেইজন্য, এই ড্রাগস গুলোকে সরাসরি (directly) রক্তনালী (vaso) প্রসারক (dilators) বলা হয়। এরা কিন্তু CCB ড্রাগস গুলোর মতন অনৈচ্ছিক বা স্মুথ মাসলের (smooth muscle) কোষ গুলোতে অবস্থিত, ক্যালসিয়াম চ্যানেল (CC) গুলোকে ব্লক করে না। এদের (মানে ডাইরেক্ট ভাসো-ডাইলেটর ড্রাগস গুলোর) কাজ করার পদ্ধতি (mechanism) আলাদা। এই ডাইরেক্ট ভাসো-ডাইলেটর ড্রাগস গুলো সরাসরি রক্তনালীর দেওয়ালে অবস্থিত অনৈচ্ছিক

মাংস পেশী গুলোর মধ্যে নাইট্রিক অক্সাইড (NO) তৈরী করে → ঐ নাইট্রিক অক্সাইড এখন রক্তনালীর অনৈচ্ছিক মাংস পেশীর কোষ গুলোকে রিলাক্স করিয়ে দেয় → ফলে, রক্তনালী গুলো প্রসারিত হয়ে যায় → ফলে, ব্লাড প্রেসার কমে যায়।

এই গ্রুপের শুধু যে ড্রাগস গুলো ক্লিনিক্যাল প্রাকটিসে, অ্যান্টি-হাইপার-টেনসিভ ড্রাগস হিসাবে ব্যাবহার করা হয়, সেই ড্রাগস গুলো হলো - হাইড্রালাজিন (Hydralazine), সোডিয়াম নাইট্রোপ্রুসাইড (Nitropruside), এবং নাট্রোগ্লিসারিন বা গ্লিসারিল ট্রাইনাইট্রেট (Nitroglycerine or Glyceryl Trinitrate)। এদের মধ্যে হাইড্রালাজিন ওষুধটা ট্যাবলেটের আকারে মুখ দিয়ে খাওয়ানো হয়। বাকি দুটো ড্রাগস, স্যালাইনের সাথে মিশিয়ে, ভেনের মধ্য দিয়ে আস্তে আস্তে দেওয়া হয়। রেনাল ইনসাফিসিএনসি (renal insufficienc) বা রেনাল ফেলইওরে (renal failure) কিডনি যখন ঠিক মতন কাজ করতে পারে না, তখন এই হাইড্রালাজিন, অ্যামলোডিপিন, এবং প্রাযোসিন ড্রাগস তিনটে ব্লাড প্রেসার কমানোর জন্য প্রধান অ্যান্টি-হাইপার-টেনসিভ ড্রাগ হিসাবে ব্যাবহার করা হয়।

কারন, রেনাল ইনসাফিসিএনসি বা রেনাল ফেলইওরে রক্তে পটাসিয়ামের (K^+) মাত্রা অনেকটা বেড়ে যায়, এবং অ্যান্টি-রেনিন অ্যানজিওটেনসিন গ্রুপের ড্রাগস গুলো ও রক্তে পটাসিয়াম (K^+) লেভেল বাড়ায়। ফলে, রেনাল ইনসাফিসিএনসি বা রেনাল ফেলইওর থাকলে, প্রেসার কমানোর জন্য, যদি অ্যান্টি-রেনিন অ্যানজিওটেনসিন গ্রুপের ড্রাগস গুলো ব্যাবহার করা হয়, তাহলে রক্তে K^+ এর লেভেল আরো খুব বেড়ে যাবে। সেইজন্য অ্যান্টি-রেনিন অ্যানজিওটেনসিন গ্রুপের ড্রাগস গুলো রেনাল ফেলইওর থাকলে, ব্যাবহার করা যায় না।

সমাপ্ত

www.ingramcontent.com/pod-product-compliance
Lightning Source LLC
LaVergne TN
LVHW010843051026
849532LV00007B/2807
* 9 7 9 8 2 3 1 4 5 3 2 6 9 *